全民阅读

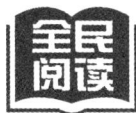

中医科普进家庭丛书

总主编 | 何清湖

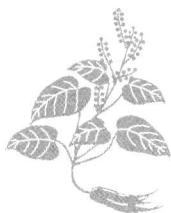

中医说孩子

马 波 ◎ 主编

全国百佳图书出版单位
中国中医药出版社
·北 京·

图书在版编目（CIP）数据

中医说孩子 / 何清湖总主编；马波主编 . —北京：
中国中医药出版社，2023.4
（全民阅读 . 中医科普进家庭丛书）
ISBN 978-7-5132-8066-2

Ⅰ . ①中… Ⅱ . ①何… ②马… Ⅲ . ①中医儿科学 –
普及读物 Ⅳ . ① R272-49

中国国家版本馆 CIP 数据核字（2023）第 039749 号

中国中医药出版社出版

北京经济技术开发区科创十三街 31 号院二区 8 号楼
邮政编码　100176
传真　010-64405721
河北品睿印刷有限公司印刷
各地新华书店经销

开本 710×1000　1/16　印张 11　字数 146 千字
2023 年 4 月第 1 版　2023 年 4 月第 1 次印刷
书号　ISBN 978 – 7 – 5132 – 8066 – 2

定价　39.80 元
网址　www.cptcm.com

服 务 热 线　010-64405510
购 书 热 线　010-89535836
维 权 打 假　010-64405753

微信服务号　zgzyycbs
微商城网址　https://kdt.im/LIdUGr
官 方 微 博　http://e.weibo.com/cptcm
天猫旗舰店网址　https://zgzyycbs.tmall.com

如有印装质量问题请与本社出版部联系（010-64405510）

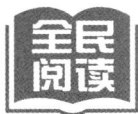

序　言

　　"中医药学是中华民族的伟大创造，是中国古代科学的瑰宝。""中医药学包含着中华民族几千年的健康养生理念及其实践经验。"中医药学是我国珍贵的文化遗产，是打开中华文明宝库的钥匙，是中华文明得以延续和发展的重要保障，经历了数千年的沉淀与发展，直至今日依然熠熠生辉。中医药学积累了大量宝贵的健康养生理论及技术，如食疗、药疗、传统功法、情志疗法及外治疗法等，这些在我们的日常生活中处处可见，有着广泛的群众基础。

　　2016 年 2 月 26 日，国务院印发《中医药发展战略规划纲要（2016—2030 年）》，其中明确指出："推动中医药进校园、进社区、进乡村、进家庭，将中医药基础知识纳入中小学传统文化、生理卫生课程，同时充分发挥社会组织作用，形成全社会'信中医、爱中医、用中医'的浓厚氛围和共同发展中医药的良好格局。"为了科普中医药知识，促进全民健康，助力"健康中国"建设，中华中医药学会治未病分会组织全国专家学者编撰《全民阅读·中医科普进家庭丛书》。整套丛书包括 10 册，即《中医说本草》《中医说古籍》《中医说孩子》《中医说老人》《中医说女人》《中医说男人》《中医说情绪》《中医说调摄》《中医说养生》《中医说疗法》。我们希望通过《全民阅读·中医科普进家庭丛书》向广大群众传播中医药知识，让老百姓相信中医、热爱中医、使用中医。

　　本套丛书编写的目的是通过"中医说"向老百姓普及中医药文化知识

及养生保健方法，因此在保证科学性与专业性的前提下，将介绍的内容趣味化（通俗易懂）、生活化（贴近实际）、方法化（实用性强）。

1. 科学性：作为科普丛书，科学性是第一要素。中华中医药学会治未病分会委员会组织行业内的知名专家学者编撰本套丛书，并进行反复推敲与审校，确保科普知识的科学性、专业性与权威性。

2. 通俗性：本书在编写过程中肩负着重要的使命，就是如何让深奥的中医药知识科普化，使博大精深的中医药理论妙趣横生，从而能够吸引读者。因此，我们对中医药理论进行反复"咀嚼"与加工，使文字做到简约凝练、通俗易懂。

3. 实用性：本书内容贴近实际，凝练了老百姓日常生活中常遇到的健康问题，重视以具体问题为导向，如小孩磨牙、老年人关节疼痛、女性更年期综合征、男性前列腺问题等，不仅使读者产生共鸣，发现和了解生活中的常见健康问题，同时授之以渔，提供中医药干预思路，做到有方法、实用性强。

总之，《全民阅读·中医科普进家庭丛书》每一分册各具特色，对传播中医药文化、指导老百姓的养生保健有良好的作用。在此特别感谢中华中医药学会治未病分会、湖南中医药大学、湖南医药学院等单位对本套丛书编撰工作的大力支持。对一直关心、关注、支持本套丛书的专家学者表示诚挚的感谢。

由于时间比较仓促，加之编者水平有限，难免存在一些不足之处，恳请广大读者提出宝贵的意见和建议，以便有机会再版时修正。

中华中医药学会治未病分会主任委员

湖南中医药大学教授、博士生导师　何清湖

湖南医药学院院长

2022 年 12 月

前　言

健康是孩子成长、成材的基石

中医学讲"天人合一""取象比类"，正如《素问·五运行大论》所说，"天地阴阳者，不以数推，以象之谓也"。孩子就好比是生长在天地间的一株树苗，生长迅速，但是枝、茎、叶也都比较娇嫩，容易受到外界的伤害。风、寒、暑、湿、燥、火，是谓六气。但当六气过盛，或者孩子体内正气不足时，六气就变成了六邪，会伤害到孩子，孩子就会生病。

孩子经常生病会造成什么影响？这是我们经常会思考的问题。如果孩子经常生病，身体的正气就经常需要去抵抗入侵的邪气，这样的话怎能有充足的精、气、血、津液去帮助孩子长高、长壮、促进心智发育呢？这就好比一株嫩苗，如果今天被碰破一下，明天被削去一截，怎么能长成参天大树呢？不同于有的孩子高高壮壮、双目炯炯有神，有的孩子瘦瘦小小、头发枯黄，还会因为经常生病而导致学习总会不定期中断，家长们也为这类育儿问题感到苦恼不已。

孩子是家长的"心头肉"，但不遂人愿的是在"心头肉"在成长过程中总会遇到各种各样的问题。其实这种情况的发生有时是因为家长在育儿方面有很多误区，比如有些家长认为只要让孩子多吃，孩子就能长得高高壮壮的，殊不知小儿脏腑娇嫩，脾胃尤其容易受损，过食肥甘厚腻只会让孩子出现食积、脾虚，进而引起便秘、腹泻等一系列疾病，所以即使一天三顿都有鸡鸭鱼肉，很多孩子的身体还是不够健康；有些家长怕孩子受冻，自己穿着薄薄的一层夏衣，却把孩子捂在厚厚的襁褓中，甚至有时孩子已经发了高烧，还被捂得密不透风，结果出现了脱水、呼吸困难，甚至抽搐等情况。

像上面这样的例子不胜枚举，不正确的育儿观念不仅要纠正，而且要越早纠正越好。这就是我们编写这本书的目的，希望能够帮助家长解决在育儿过程中经常遇到的问题。

中医学讲小儿"脏腑清灵，随拨随应"，痼疾、顽疾比较少，易趋康复，稍稍调理一下就能见到明显的效果。例如，孩子有了食积，家长给孩子清一清胃经，或者把鸡内金打成粉给孩子冲服一点，很快就好了。因此本书中除了向家长传递正确的育儿观念，还介绍了一些常用的应用简便、效果较好的小儿验方及小儿推拿等中医特色疗法，以供家长参考。

总之，健康是孩子成长、成材的基石，让我们共同努力！

马波

2022 年 12 月

目　录

第三章　望面色，审苗窍，知儿病

第四章　让孩子不感冒、不发烧、不咳嗽

第五章　孩子长高是大事儿

第六章　按按穴位百病消

第七章　流传千年的小儿食疗方

第八章　不用吃药的外治小妙招

第一章
父母不可不知的育儿观

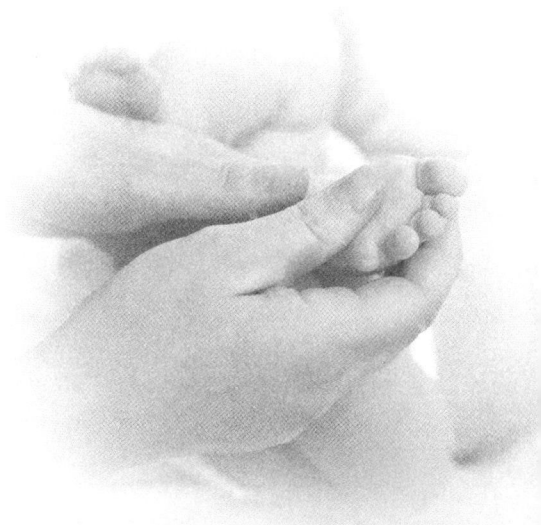

第一节　小儿是纯阳之体

中医学认为，小儿是纯阳之体。这种说法由来已久，早在中医古籍中就有关于小儿生理特点的各种记载。《颅囟经》曰："三岁以下，呼为纯阳。"《小儿药证直诀》曰："小儿纯阳，无烦益火……"《医学源流论》曰："小儿纯阳之体，最宜清凉……"

为什么这样说呢？小儿就像早春时刚刚萌芽的小草，生长发育旺盛，其阳气当发，生机蓬勃，与体内属阴的物质相比，处于相对优势。小儿生病时也有自身的特点，那就是易患热病，阴津易伤，所以在治疗上不宜使用温阳的药物。也有医家认为"纯阳"之"纯"，乃"纯净"之意。褓褓小儿，无七情六欲之扰，更无房欲劳倦之伤，其"阳"纯净旺盛，而非"纯粹"有阳气而无阴。

因此，大家千万不能将"纯阳"理解为正常情况下小儿为有阳无阴或阳亢阴亏之体。正如《温病条辨·解儿难》所说："古称小儿纯阳，此丹灶家言，谓其未曾破身耳，非盛阳之谓。"纯阳指小儿先天禀受的元阴元阳未曾耗散，因而成为后天生长发育的动力，使儿童显示出蓬勃生机。

1. 小儿生长发育迅速

小儿充满生机，在生长发育过程中，无论身体形态结构方面，还是各种生理功能活动方面，都是在不断地、迅速地向着成熟、完善方向发展的，且年龄越小，这种生机蓬勃、发育迅速的生理特点表现得越是突出，体格生长和智能发育等的速度越快。

3岁以前是人一生中生长发育非常迅速的阶段，尤其是在婴儿期，1年内体重可比出生时增长2倍以上，身长可增加一半。举个例子来说，刚出生的婴儿如果身长在50厘米左右的话，那么到1岁时，身长就会长到惊人的75厘米左右，是不是生长得非常迅速呢？另外，婴幼儿的脏腑功能、感情智慧等同样会出现日新月异的变化，表现出一派生机蓬勃、发育迅速的旺盛生发之象。

2. 小儿活力旺盛

（1）小儿爱笑

很多人见到小宝宝的时候都喜欢上前逗一下，大家想过其中的原由吗？其实很简单，因为我们逗一下后小宝宝会笑得无比开心。孩子的笑是发自内心的喜悦，我们也会跟着心情大好！喜悦是一种体内阳气充足的表现，内心的喜悦可以制造出很多有益身心健康的化学物质，比如内啡肽、免疫因子等，可以提高人体的免疫力和自愈能力。所以，在这方面我们要向孩子学习，忘掉烦心事，多想一想让人开心的事情，多笑一笑。

（2）小儿不怕冷

家长们经常会发现，小儿有一个典型的特点就是不怕冷，全身就像一个小火炉一样，无论冬天多么冷，下多么大的雪，出门玩起雪来根本不会喊冷。有一年冬天下大雪，我到朋友家做客，朋友的小孙女在如此寒冷的天气里在室外玩了一上午也没有感到冷，小脸蛋红红的，温暖又有热力。这就是纯阳之体的表现。

（3）小儿精力足

带过孩子的家长可能会对一件事情感到特别苦恼，那就是小儿的精力太充足了，经常会在家长已经非常困的时候还能缠着家长陪他玩儿，或者会在屋里跑上一整天，让玩具布满整间屋子。小儿的这些活动正是体内阳气充盛的表现。

3. 小儿生病后容易化热化火

中医学讲，小儿"阳常有余，阴常不足"，所以小儿的实证、热证非常多。阳盛则热，热极生风，小儿无论外感六淫、内伤饮食，或感染时令疫毒，都易化热化火。

孩子感冒后很容易发烧，这其实是因为小儿体内阳气盛，感受外邪之后肌肤腠理闭塞，体内的阳气发散不出来，郁闭在了体内。如果孩子感受风寒邪气后出现了咳嗽，很快就会演化为肺热咳嗽，也是这个原因。

古人云"若要小儿安，三分饥与寒"，一般情况下孩子不会冻出问题，相反特别容易热出问题来。很多家长带孩子，总是喜欢把孩子捂得严严实实的，其实这是错误的，孩子穿得太厚，就容易出汗过多，皮毛不固伤了肺气，加之肺热内耗，伤了肺阴，家里家外、进进出出难免被风邪、寒邪所侵袭，肺经邪气内留，就特别容易感冒、发烧、咳嗽、鼻塞。

大名鼎鼎的六味地黄丸原名地黄丸，是中医临床非常常用的一种中成药，具有补肾滋阴益精的功能。但是大家知道吗，这首方剂原本是用来治疗小儿疾病的。它始见于《小儿药证直诀》一书，是当时的著名儿科医生钱乙创制的。

据说有一天，钱乙和弟子阎孝忠正在为患者治病，有位大夫带了一张钱乙开的儿科方子来"讨教"，他略带嘲讽地问："钱太医，按张仲景《金匮要略》中的八味丸，有地黄、山药、山茱萸、茯苓、泽泻、牡丹皮、附子、桂枝。你这方子好像少开了两味药，大概是遗忘了吧？"钱乙笑了笑说："没有忘。张仲景这个方子，是给大人用的，小孩子阳气足，我认为可以减去桂枝、附子这两味益火的药，制成地黄丸，免得孩子吃后过热而流鼻血，你看对吗？"这位大夫听后思考了一番，连声道："钱太医用药灵活，酌情变通，佩服佩服！"弟子阎孝忠赶紧把老师的话记录下来，后来又编入《小儿药证直诀》一书。

　　就这样，钱乙所创制的六味地黄丸流传了下来，古代医家对其推崇备至，它能滋阴补肾，对肾阴不足所致诸般虚证均有良效，有"补阴方药之祖"的美誉，现代研究也证实它有多种疗效，直到今天，仍广泛应用于临床。

第二节　孩子为什么爱发烧

孩子就像早春的嫩苗、树枝上的嫩芽，生长得非常快，但是抵抗力也比较脆弱，很容易感冒发烧。有的时候和孩子一起睡觉，到了半夜感觉孩子烫得像个小火炉，一量体温已经烧到了38℃，甚至39℃，赶紧喊上爱人、父母起床收拾东西，抱着孩子去医院看急诊，其中的辛酸难以言表。

很多家长可能会有这样的疑问，成年人很少会发烧，为什么在小孩子身上却如此常见呢？大体有以下几点原因。

1. 小儿乃纯阳之体

我们在上一节中讲到，小儿是纯阳之体，生长发育迅速，个子长得很快。孩子稍长大一些能走路开始，就会一直走啊、跑啊，不停不歇，像个小"永动机"似的。孩子充满活力，体内产热自然较多，一旦生病热量不能及时散出就很容易发烧。

2. 穿得太厚啦

儿科门诊上经常会见到父母抱着孩子到诊室，医生一看，孩子被捂得严严实实的，再一摸，孩子满头都是汗。当医生询问家长为什么给孩子穿那么多衣服时，家长通常会说怕孩子着凉。前阵子网络上流行一句话，叫"有一种冷，叫家长觉得你冷"，就是很生动的体现。

所以在这里要特别提醒家长，小儿新陈代谢旺盛，怕热不怕冷，而且孩子经常处于"停不下"的活动状态，所以孩子一定要比大人穿得少。"若要小儿安，三分饥与寒"，这句话大家都知道，可是到了自家孩子，总觉得一定要捂起来！

事实上，孩子穿太厚还会诱发其他疾病，比如孩子穿得太厚，再加上经常跑跳，身体产热很多，热量就必须通过出汗来发散出来，这就会使孩子的腠理常开，卫气不实，一旦遇到外邪，就很容易通过腠理进入孩子的体内，从而引起感冒。如果反复感冒，时间久了就容易造成身体虚弱，易患支气管炎、肺炎等，还会影响生长发育。

细心的家长会发现，孩子患咳嗽等呼吸系统疾病时，常常还会伴有大便干燥。中医学讲，肺与大肠相表里，大肠不通，肺热就不能排出，这时候就容易出现发热、咳嗽等症状。孩子穿得太厚，身体内的水分就会大量流失，大便变干变硬，就会出现排便困难。

3. 孩子的免疫系统还没有发育成熟

刚出生的孩子免疫系统还没有发育成熟，母乳中含有大量的免疫球蛋白，孩子通过吃母乳可以从妈妈体内获得免疫力，以减少疾病的发生。孩子的免疫系统会随着年龄的增长而逐渐成熟。

所以，家长可以多让孩子接触新鲜的空气和充足的阳光，加强户外活动。户外活动是提高呼吸道黏膜抗病能力的有效手段，即使在冬天，也要尽量在不太恶劣的天气里，在穿衣适当的情况下，让孩子适当地接触一下室外的冷空气。

4. 孩子的体温调节中枢发育不完善

孩子经常发烧还有一个重要的原因就是孩子的体温调节中枢发育尚未完善，尤其是新生儿，体温调节能力较差，容易受环境温度的影响而使体温发生波动，容易发高烧或者出现退烧后体温又回升的情况。人体的体温调节中枢的作用很像空调的温度设定，一般情况下，"设定"的成人口腔温度大约为 36.8℃，上下波动 0.5℃。儿童、青少年的体温一般较高，随着年龄的增长会逐渐下降。

5. 孩子发烧不要慌

如果孩子体温超过 38.5℃，特别是曾经发生过惊厥的孩子，要马上带孩子到医院就诊并用上退烧药。如果孩子的体温没有超过 38.5℃，精神状态良好，家长可以尝试用物理降温的方式帮助孩子退烧，比如让孩子多喝温水，用温水擦浴等。中医验方、小儿推拿等在帮助孩子退烧方面都有非常好的效果。

（1）食疗验方——荷叶粥

材料：荷叶 20 克，大米 100 克。

做法：将荷叶洗净，加水大火烧开后换成小火再煮 15 分钟，捞出荷叶，把洗干净的米加入荷叶汁中，大火烧开后换成小火熬煮，待米煮烂煮熟后即可食用。

荷叶具有清暑化湿、升发清阳、凉血止血的作用。孩子喝荷叶粥，在清内热的同时还可以化湿。大米比较容易消化，还可以益气，让孩子的身体有更多的正气去对抗病邪。

（2）小儿推拿——清天河水

天河水在小儿前臂的正中呈一条直线，家长将食、中指并拢，沿孩子手臂内侧从手腕处的腕横纹向手肘处的肘横纹推，就是清天河水了。清天河水可以清热泻火除烦，有助于退烧，每次推 300 次左右。

需要特别注意的是，家长在孩子发烧时一定要经常测量孩子的体温，一旦物理退烧效果不佳，一定要及时到医院就诊。如果孩子有发热惊厥史，发现发烧后应立即到医院进行治疗，切勿使惊厥反复发作。

第三节　孩子的病，十有八九是吃出来的

孩子出生后家长们都希望自己的孩子能够白白胖胖的，能长得再高一些、再结实一些，所以往往会尽可能多地给孩子增加营养，吃肉、补钙、补铁、补锌、补蛋白，尽量让孩子吃好。但是无休止地增强营养，孩子的身体素质一定会变好吗？

1. 为什么会吃出病来

孩子脏腑娇嫩，吸收、消化食物的能力还没有变得很强大，吃下去的东西如果过多，就不能很好地消化吸收它们，吃下去的能量消耗不掉，堆积在身体里，时间长了就容易导致疾病的发生。

"胡吃海喝"后成人都会感到不适，对孩子来说就更是一场灾难了。一旦发生积食，就会生内热，进而诱发感冒、发烧、咳嗽、便秘、腹泻，甚至还有可能引发支气管炎、肺炎、哮喘等疾病。举个例子来说，儿科门诊上经常会见到患了感冒的孩子因为生病胃口不好，不想吃饭，家长们因为心疼孩子，感冒刚一好就赶紧给孩子做很多好吃的想补一补身体，于是排骨、大虾等都被端上了桌。可是，刚刚病愈的孩子娇弱的脾胃能力不足，吃进去的食物又积滞在身体里，没过多长时间就又开始发热了。孩子反复生病很多时候就是这么来的。

很多家长可能不太理解，孩子的抵抗力低为什么不可以大补，为什么会越补越坏，甚至会陷入恶性循环。在本书第二章中会详细地为大家讲解这个问题。

2. 这些问题，可能和吃有关

（1）身高增长慢

体重和身高有着千丝万缕的联系。一般来说，过重的孩子骨龄会偏大，而骨龄偏大预示着其生长空间更少。所以家长们一定要科学喂养，让宝宝保持均匀的体型，这样才能更好地促进身高的增长。

（2）运动能力差

孩子超重大多是过度喂养加上没有进行适当的运动锻炼的缘故。体重越大越不想活动，越不想活动就越影响孩子的生长发育，就这样形成一个恶性循环。

（3）维生素缺乏

维生素 D 缺乏性佝偻病是小儿体内维生素 D 不足而导致的一种全身慢性营养障碍性疾病。随着生活水平及医疗水平的提高，佝偻病的发病率已逐渐下降，但有研究发现，体重过重的孩子会比中等身材的孩子更容易缺乏维生素 D。孩子如果长期缺乏维生素 D，就会影响钙等营养物质的吸收，时间长了骨骼会因缺钙而发生变形且难以矫正。

（4）微量元素缺乏

很多孩子存在挑食、偏食的不良习惯，而不良的饮食习惯会使得孩子对锌、铁等多种微量元素的摄入不足，进而出现营养不良，甚至是贫血等情况。

所以，合理的饮食结构和适量的运动是孩子健康的保障。

第四节　孩子长得快，营养一定要跟上

在前面我们已经说到，小儿的生长发育迅速，自出生以后，身体的各个组织器官都在快速生长，从出生后到 5 岁这个阶段也是小儿智力发育的重要阶段。那么用什么来保障小儿生长发育的需要呢？营养补充很重要。下面我们来说一说应当如何在孩子的不同月龄阶段添加辅食，如何更好地为孩子补充营养。

1. 补充营养有原则

（1）辅食要安全

小儿脏腑娇嫩，肝脏的解毒功能不像大人的那样强大，所以家长在选择辅食时不但要关心其营养价值，还要特别关注其安全性，尽量选择未添加色素、防腐剂，未使用抗生素、激素的食物，选择蔬菜时在有条件的情况下尽量选择有机的品种，以确保安全。如果忽略安全性这一条，就可能不仅没有为孩子补充足够的营养，反而给孩子的身体带来了伤害。

（2）要适龄添加辅食

宝宝在不同的月龄阶段，脾胃功能的发育程度也不一样，因此添加辅食要根据月龄的增长逐步添加，切记不可只追求让孩子长得快，早早地就为孩子添加不合适的辅食，吃下去孩子消化不了，反而会影响孩子脾胃功能的发育。例如，在初期添加米粉时，可选择细腻、润滑、容易消化的单一谷类食物，而随着宝宝的成长，可以让宝宝更多地接触水果、蔬菜的味道，防止宝宝长大后出现偏食、挑食。

（3）营养要全面

孩子的饮食中营养一定要丰富、全面、科学。孩子良好的生长发育需要科学合理地全面补充营养，所以给宝宝选择辅食时要考虑营养配比是否合理，技术工艺是否先进，服用方法是否科学等，这样才能科学合理地给孩子提供生长发育所需的全面的营养。

日常生活中，家长在为孩子准备食物时，可将 2～3 种不同色彩的食物进行混搭。中医学有五色入五脏之说，其中红色食物养心，绿色食物养肝，白色食物养肺，黄色食物养脾，黑色食物补肾。现代研究也发现，绿色食物大多富含多种维生素、膳食纤维，可帮助孩子改善肠道环境，促进吸收；红色食物大多含有蛋白质、维生素、铁等丰富的营养物质，具有益气补血、促进血液生成、保护视力、提高免疫力等作用；黄色食物大多含有丰富的维生素、蛋白质、矿物质及膳食纤维等，可益气补脾胃、健食助消化、舒缓孩子的不良情绪，让孩子的 EQ 更高；白色食物大多含有丰富的钙、磷、铁及蛋白质，可润燥清热，对改善孩子的呼吸道功能有一定的促进作用；黑紫色食物大多含有丰富的不饱和脂肪酸、维生素及矿物质等，可促进宝宝大脑发育，为宝宝的 IQ 加分。

（4）花样要多

给孩子买玩具后，很多孩子玩了几天就没有兴趣再玩了，还可能会把玩具丢在一边，缠着让家长买新的玩具。吃东西也是这样，孩子普遍具有好奇的心理，如果一种食物的味道或者形状没有见过，就容易激起孩子的食欲。因此家长在为孩子制定食谱时要兼顾食物的多样性，以免让孩子对某种食物产生抵触。宝宝成长的每一阶段要选择不同口味的辅食，才能让宝宝体验口味多样的成长乐趣。

2. 不同月龄阶段添加什么样的辅食

添加辅食时要注意，品种应从少到多，质地应从稀到干，并且应一点一点地添加。

宝宝出生后，1～3个月时应以母乳为主。母乳是最好的食物，不仅能够提供给宝宝丰富的营养物质，而且容易消化，母乳里的免疫因子还能够帮助宝宝提高抵抗力。如果因为工作或身体原因，母乳不够或过少，可以给宝宝吃配方奶。至于米汤、米糊等辅食不建议在这个阶段食用，这些辅食对于不到3个月的宝宝来说还有些难以消化。

最早给宝宝添加辅食的时候最好选择米糊、蛋黄等，4～6个月大时可以添加。此外，还可以饮用果汁、蔬菜汁等以补充维生素，比如黄瓜汁、番茄汁等，把蔬菜或水果做成汁，不仅能够补充维生素，有助于宝宝的生长发育，而且口感很好，酸酸甜甜的，宝宝也容易接受。蔬菜中含有多种维生素，除了做成菜汁，还可以制作成菜泥给宝宝吃。

7～9个月时，可以给宝宝做一些稀粥、烂面等软烂易消化的食物。此外，我们还可以给宝宝添加一些鱼、肉末等，还可以尝试给宝宝吃全蛋。

婴儿在10～12个月时逐渐向幼儿期过渡，此时的营养保证非常重要，如果营养跟不上会影响日后的生长发育。但是这个阶段孩子消化系统的发育还是不够完善的，因此父母在给孩子准备辅食的时候一定要注意选取容易消化、营养又高的食物。这个阶段可以添加碎菜、碎肉等食物，可以给宝宝吃一些带馅的食物。

下面为大家介绍一些上面提到的食物的制作方法：

（1）蛋黄

材料：鸡蛋1枚。

做法：把鸡蛋煮熟，取出蛋黄，开始时每天给宝宝喂一只蛋黄的1/8，以后逐渐增加到1/4、1/2，直至整个蛋黄。

（2）番茄汁

材料：番茄1个。

做法：将长熟的番茄洗净，在其顶部用菜刀划个十字，投入开水内，捞起后就可以轻松地撕去外皮，然后投入榨汁机中，榨成番茄汁给宝宝喝。

番茄含有丰富的胡萝卜素、维生素C和维生素B族，可以帮助宝宝补充日常所需的维生素。但是喂奶前最好不要给宝宝喝番茄汁，否则容易造成孩子胃部不适。

（3）香蕉苹果泥

材料：香蕉、苹果各1个。

做法：将香蕉和苹果刮成泥，上锅隔水蒸3分钟，取出晾凉后即可喂给宝宝吃。

香蕉、苹果含有一定的果糖、可溶性膳食纤维等，这些物质不仅可刺激肠道蠕动，还可帮助使宝宝大便中的水分不被肠道过分吸收，是有效的便秘食疗品。因为宝宝的肠胃还不适合生吃水果，其中的酸性成分刺激性强，易造成宝宝脾胃失调，所以要将水果适当加热后再给宝宝吃。

3. 孩子什么时候可以吃油盐

孩子接触油盐的时间一般在6个月到1岁，因为这个阶段的孩子大多已经开始添加辅食了，在制作辅食的过程中可以稍稍加一点油。处于这个阶段的宝宝的食用量以每天5克为宜，相当于家用小瓷勺半勺到一勺的量。

一般情况下，1岁内的宝宝建议吃原味的食物，1～3岁的孩子每天需要的盐也不到2克。

4. 学做几道孩子爱吃的家常菜

（1）番茄蛋花汤

材料：番茄1个，鸡蛋1枚，生姜、干淀粉适量。

做法：将番茄洗净切块或切片，鸡蛋打匀，干淀粉调成芡汁；锅中加水，放入切碎的生姜一起煮；水开后加番茄，再开后勾芡，转小火倒入鸡蛋液，加少许盐，关火（关火前可点入几滴香油），番茄蛋花汤即成。

（2）肉末番茄

材料：猪瘦肉50克，番茄150克，干淀粉等适量。

做法：将猪肉剁成末放入碗内，入笼蒸熟；番茄去蒂洗净，切成1厘米厚的圆形片，两面撒上干淀粉放入盘内；将炒锅置火上放入油烧热，将铺匀干淀粉的番茄片一片一片放入，两面煎至金黄色后盛入盘内；将炒锅置火上，加少许底油，放入煎好的番茄片，把熟肉末均匀撒在番茄片上，加入少许酱油、精盐和适量白糖，加盖，转小火焖5分钟后把番茄片铲成泥，与肉末汤汁混在一起，盛入盘内即成。

肉末番茄酸甜鲜香，含有丰富的蛋白质、脂肪、钙、铁，以及维生素A、B_1、C等营养物质。制作过程中要注意，肉末要蒸熟后再撒到蒸好的番茄上。

（3）鸡蛋羹

材料：鸡蛋2枚，生抽、小葱适量。

做法：将2枚鸡蛋打散，加入150毫升水搅匀，鸡蛋与水的比例约为1∶1.5，用滤网过滤一下，过滤后的蛋液很细腻，几乎没有气泡；锅中烧开水，鸡蛋液盖上盖子放进去大火蒸15分钟左右，蒸好的鸡蛋羹非常光滑，在上面浇上一点生抽，放一些葱花即可食用。

（4）肉末茄子

材料：茄子（紫皮，长）1个，猪肉馅50克，蒜、香葱、料酒、生抽等适量。

做法：茄子洗净、去蒂，切成条状，大蒜拍破切碎成末，香葱洗净切碎；炒锅中倒入适量植物油烧热，放入茄子用小火煸软，将茄子盛出；锅留底油，放入蒜末爆香，下肉末炒散；烹入料酒、少许生抽炒至肉末熟透，放入茄子，加少许生抽同炒，最后加盐和葱花炒匀即可。

第二章
调好脾胃，孩子不生病

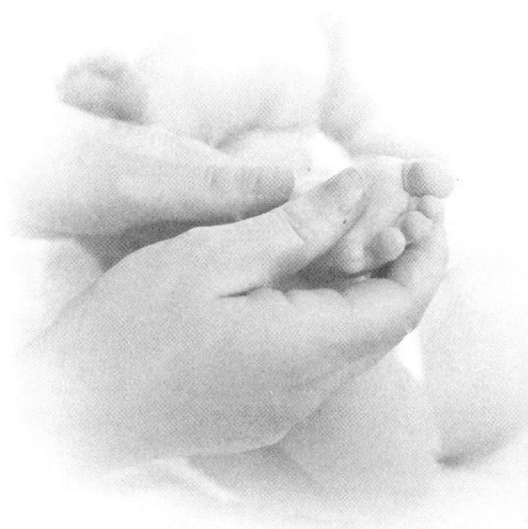

第一节　乳食"堆积"是小儿百病之源

我们生活中常说的"食积"其实属于中医学"积滞"的范畴，是指小儿内伤乳食，停滞中脘，积而不化所导致的一种脾胃病证。家长总希望孩子多吃一些，看到孩子狼吞虎咽便喜在眉梢。事实上，很多时候正是由于家长喂养不当，孩子暴饮暴食损伤了娇嫩的脾胃，造成脾胃不能正常运化、腐熟水谷，从而引发积滞。家长带孩子到中医院找儿科医生看病时可能会听到大夫说"饮食自倍，肠胃乃伤"，讲的就是这个道理。

1. 引起小儿积滞的主要原因有哪些

如果根据小儿食用的主要食物来划分的话，可将引起积滞的原因分为伤乳和伤食两种。

（1）伤乳

伤乳，主要针对的是正在吃母乳的孩子。伤于乳者，多因乳哺不节、食乳过量或乳液变质而致，这些情况都可以导致乳停脾胃，积而不化，从而成为乳积。

（2）伤食

伤于食者，多由饮食喂养不当，孩子偏食、嗜食、杂食、生冷不节，或过食肥甘厚腻等不容易消化的食物引起。

2. 如何判断孩子是不是患了积滞

有诸内必形诸外，当孩子内有食积时，就会有一些相应的症状表现出来。在儿科门诊上，很多医生看一看、听一听、闻一闻、问一问就知道孩子是不是患了积滞了，比如宝宝睡觉时不安静，在睡梦中来回翻动，有时还会咬咬牙，或者孩子本来胃口非常好，但突然吃不下，甚至不吃饭了，或者孩子经常不明原因地哭闹，或者孩子总感觉肚子胀、肚子痛，或者孩子的鼻梁上有一道明显的青筋，或者孩子舌苔白厚，或者能闻到孩子呼出的口气中有酸腐味，等等。

3. 积滞还会导致其他问题

家长可千万不要小看了积滞，它会引起一系列疾病。下面就来说一说积滞可能会引起的疾病有哪些吧。

（1）积滞引起发热

在所有的儿科病证当中，家长们最害怕的恐怕就是发烧了。积食导致的发烧叫"积热"。《脉经》中就说："小肠有宿食，常暮发热，明日复止。"吃的食物都停滞在中焦，积滞的时间长了就会化热，热蒸于内，孩子的体温自然就上去了。这类孩子大多会有面黄、腹胀、吐泻、大便酸臭异常等情况，大多与饮食不节有关。

（2）积滞引起咳嗽

积食会导致咳嗽，也就是中医上说的"食咳"。脾为生痰之源，肺为贮痰之器。积食过久，脾胃虚弱，日久就容易生痰，导致咳嗽不止。

（3）积滞引起反复呼吸道感染与肺炎

乳食积滞会导致脾胃功能失调，进而影响到肺。具体的过程可以概括为乳食积滞伤脾→脾虚生痰→痰贮于肺→痰阻肺道→郁久化热、伤肺。而"肺主皮毛"，所以有乳食积滞的孩子一被外邪侵袭，就容易出现反复呼吸道感染，继而引起肺炎。

（4）积滞引起头痛

头痛本来是在成人中才经常见到的问题，但是有时有些孩子也会说自己头痛，最常见的表现是前额痛。这是为什么呢？病根儿还是在积滞上。

人的头部在经络循行理论中可以细分为前侧、后侧、两侧和头顶四个部位。头部的前侧是足阳明胃经的循行位置，头部的两侧是足少阳胆经的循行位置，头的后部是足太阳膀胱经的循行位置，头顶是足厥阴肝经的循行位置，由此可以分为阳明头痛、少阳头痛、太阳头痛和厥阴头痛。前额痛属阳明头痛，所以如果孩子说自己前额痛，一定要注意联想到可能与食积有关。

（5）积滞引起夜啼

有些孩子在夜里睡得正香却突然大哭起来，家长很容易认为是孩子饿了，于是赶紧喂奶。其实不然，孩子很有可能是积食了。《素问·逆调论》说"胃不和则卧不安"，孩子有食积，内热上行，就容易上扰神窍，导致孩子心神不宁，发生夜啼。

（6）积滞引起便秘

有些家长一看孩子便秘了，就想着给孩子吃点泻药吧，虽然可能当时有用，但过后会发现孩子很快就又便秘了。这是什么原因呢？这是因为找错了它的病根儿，家长看到的只是表象，所以治标不治本哪！

孩子食积的时候，胃肠有热，导致肠道津液减少，这时候就会导致便秘。做个形象的比喻，我们可以把肠道里的粪便想象成船，肠道中的津液相当于河流。肠道里的水少了，船自然就走得慢甚至搁浅停滞了，这时候当然就表现为便秘了。

如果大便下不去，可以试试"增水行船"之法，多补充些水分，河（肠道）里的水多了，船自然就能动起来了。所以孩子出现便秘时，首先要控制孩子的饮食，稍稍让孩子多喝些水，必要时吃一些消积导滞、润肠通便、养阴生津的中药，这样孩子的便秘很快就会消失了。

（7）积滞引起拉肚子

伤食泻相信大家都不陌生，有时候小儿乳哺不当，或者孩子遇到自己喜欢吃的美食毫无节制地吃个不停，食物积滞在胃肠里，这时候人体正常的生理反应当然是赶紧把胃肠道给畅通一下，所以就会引起拉肚子。这时家长如果观察孩子的大便，会发现里面还有未消化的乳凝块或食物残渣。

儿科医生在门诊上遇到这种情况时，一般会给孩子开一些促进排便的药。有的家长不理解，"孩子拉肚子已经很厉害了，为什么还给促进排便的药呢？"

中医学有个说法叫"通因通用"，说白了就是"以通治通"。《素问·至真要大论》中就明确说："热因热用，寒因寒用，塞因塞用，通因通用，心伏其所主，而先其所因。"就拿食积腹泻来说吧，食滞内停，阻滞胃肠，导致腹痛泄泻，这时候不仅不能止泻，相反当消食导滞而攻下，推荡积滞，使食积去而泻自止。

（8）积滞引起皮肤病

小儿春、秋天容易出荨麻疹，到了夏天又容易出湿疹。起了疹子之后，孩子会不停地搔抓、大哭，让家长非常心疼。为什么孩子容易患这些疾病呢？大家都知道小儿的脾胃是非常娇嫩的，吃得过多容易损伤脾胃，导致郁而化热、湿聚生痰。一方面，热、痰、湿相合，外发于肌腠，容易导致荨麻疹等皮肤病；另一方面，脾胃损伤，易感外邪，这时候内有积热，外有外邪，内外交攻，就容易郁于肌肤而出现皮肤病。

另外，积滞还会影响到孩子的身高、智力发育，导致扁桃体反复发炎等，所以如果您的孩子出现了积滞问题，一定要高度重视、及早处理。

4. 怎样预防积滞

（1）多运动

有些家长带孩子时怕孩子磕着碰着，或者害怕孩子玩耍时会把衣服弄脏，所以一直抱着孩子或让孩子长期待在家里，不让孩子外出运动，其实这是非常不好的。家长应该多让孩子活动，这样孩子消耗的热量增多，有助于食物的消化吸收，有利于预防食积。

（2）多吃富含膳食纤维的食物

很多孩子喜爱肉食，不喜欢吃蔬菜，毕竟肉要香得多！但是肉类等高蛋白食物对于脾胃功能较弱的孩子来说吃得太多会不消化，长期饮食营养不均衡就容易导致食积。因此，家长要尽可能多地让孩子吃蔬菜，保证营养均衡，肠道通顺。我曾遇到一位宝妈，她的孩子一口青菜都不吃，总会食积生病。我建议她把蔬菜切成碎末，用肉汤做成青菜粥试一试，第二天这位宝妈兴冲冲地来找我，说孩子开始吃青菜了。

看，养孩子，方法总比困难多！

5. 药膳食疗除积滞

下面为家长介绍几个简单易做的消食养胃粥。

（1）菜菔子粥

材料：菜菔子 10 克，大米 75 ～ 100 克。

做法：菜菔子置锅中炒至微黄，大米洗净加入适量清水煮成稀粥，调入适量食盐即成。

功效：菜菔子是白萝卜的种子，是一味很好的消滞除胀类中药，性平，味辛、甘，有消食除胀、降气化痰的功效。

（2）陈皮粥

材料：陈皮 5 克，大米 100 克，生姜少许。

做法：陈皮浸软切丝，大米洗净，放入锅中后加入适量清水煮成稀粥，调入适量食盐，加入切好的姜丝即成。

功效：陈皮有理气开胃、健脾燥湿、除痰化气的功效，对脾虚饮食减少、消化不良及恶心呕吐等有较好的疗效。

（3）鸡内金饼

材料：面粉 500 克，鸡内金 10 克。

做法：鸡内金打成粉，均匀加在面粉中，加入适量盐，和成面团，做成一个个小圆饼，再用擀面杖擀开，放在电饼铛里焙熟即可食用。在饼上可以加些白芝麻或黑芝麻。

功效：鸡内金具有消食健胃的作用，可帮助孩子消除积食。

第二节　小心！不要让积滞变成疳证

家长们可能听说过"疳积"这个名词，其实它属于小儿脾胃疾病"疳证"的范畴。疳证，是一种由于喂养不当或多种疾病的影响，脾胃受损，小儿体内的气液耗伤，不能濡养全身而导致的一种慢性消耗性疾病，与家长们经常说的西医学上的营养不良有重合之处。因为疳证病势迁延，且可能会严重影响小儿的生长发育，所以在古代曾与痧、痘、惊并称为儿科四大要证。现在，小儿疳证的发生越来越多，这与生活条件越来越好有很大关系。

疳证是一种好发于小儿，尤其是 5 岁以下小儿的一种病证，中医学根据疳证的病情轻重等情况将疳证分为疳气、疳积、干疳三种。

1. 疳证的表现有哪些

大家在网络上可能见到过饥饿儿童的照片，他们的胳膊和腿非常细，肚子却鼓起很大。这类儿童大多因为生活水平受限，长期饥饿或饥饱不均，喂养不足，导致脾胃亏虚，进而引发疳证。

这时候大家可能会好奇，我们的孩子饮食非常充足，为什么也会得疳证呢？

这就和家长们缺乏喂养知识有关了！

中医学认为，让孩子过食肥甘厚腻，反而会加重脾胃功能的负荷，伤害了脾胃之气，积滞中焦，食欲下降，营养物质无法正常吸收，所以才会出现疳证。

患有疳证的小儿大多具有这样的表现：面色萎黄、面容憔悴、精神萎靡、睁着眼睛睡觉、头大颈细、毛发稀疏易脱落、肚大筋青或腹凹如舟、哭声无力、发育迟缓、食欲不振等。

2. 积滞为什么会发展为疳证

简单来说，乳食不节，或者过食肥甘生冷，脾胃失司，受纳运化功能失职，升降不调，肚子里的食物一直消化不了，留在肚子里就成了积滞。积滞日久，损伤脾胃，脾胃虚弱，消化功能就会变差，复而生新积，长此以往便会形成疳证。如果说积滞还是病情较轻的实证阶段，疳证就是虚实夹杂的病情较重的阶段。脾胃虚弱，胃不腐熟，脾失运化，乳食停滞为积，此乃因虚致积。

3. 告别小儿疳积，这些"假育儿经"要摈弃

小儿疳证，与家长们的不良喂养方式有很大关系。那么，有哪些"育儿经验"是错误的呢？

一是不及时添加辅食。有些宝妈由于母乳不足，或者因为其他原因无法给孩子哺乳会采用人工喂养，但无论采取哪种喂养模式都应按时添加辅食，否则小儿不能及时适应普通饮食，就会造成脾胃功能发育迟缓，孩子营养不均衡，会表现为不爱吃饭等，时间久了就容易导致疳证的出现。

二是孩子吃得越多越健康。这类情况就很常见了，正所谓"物极必反"，让孩子吃太多肥甘厚腻或饮食不加节制会损伤脾胃，形成积滞，积久化热，耗灼津液，日久成疳。此即"无积不成疳"之说。

4. 挑治疳积有妙招

中医的挑治法在治疗小儿疳积上有很好的效果，采用三棱针，选取四缝穴挑破皮肤，挤出黄色液体，可以提高孩子的免疫力，增强食欲。不过需要注意的是，由于挑治的方法比较复杂，对消毒要求较高，所以这种方

法家长们不要轻易自行尝试，应到医院由医生进行辨证治疗。下面为大家简单介绍一下三棱针挑治的具体方法。

选用三棱针，先予高压消毒，或用75%酒精浸泡30分钟，或煮沸20分钟消毒，取出置于消毒盒内备用。

洗净患儿手掌，术者先用2%碘酊涂擦，稍干后再用75%酒精在患儿掌面第2、3、4、5指腹侧第二指间关节横纹处由中心向外周擦拭消毒。

用消毒后的三棱针挑刺上述横纹中心，对准挑点，快速地向中心方向斜刺一分深度，稍提摇，术者以左手在第一指节腹面向针尖方向按准，随即出针，针口可见少许黄色黏稠液体（也有清稀液体，渗出量多），用手指挤压，使液尽出，见血为度，再用干棉球拭去。患儿两手八指一一挑刺，血出则用干棉球压之，嘱患儿（或家长帮助）捏紧双拳，以压迫止血。

疳积重者，刺出的是稠质黏液，轻者黏液夹血，未成疳者无黏液而见血。隔日或隔两三日针挑1次，一般针挑3～6次，至黏液渐少，直至无黏液、仅见血为止。如果疳积较轻的话，家长也可以用自己的拇指甲掐孩子的四缝穴，每个指间关节掐10次即可。

有一个男宝宝，3岁了，体重才刚刚20斤，面色黄，体型瘦小，头发稀疏、枯黄、结穗，烦躁，小动作很多。家长说孩子吃饭很不好，平时只吃一些零食，大便3天一次。儿科医生触诊时掀开孩子的上衣，发现肚子鼓鼓的，用手叩有明显的鼓音。舌质淡，苔白腻。

这是典型的疳积，于是儿科医生开了肥儿丸，叮嘱家长一次2克，一日2次，并且给孩子进行了一次扎四缝的治疗。扎完针以后孩子还没出医院的大门就排了一次大便，中午回家后饭量就上去了。

第二天复诊时，孩子的妈妈非常高兴。儿科医生再次提醒，虽然孩子的饭量稍大了一些，但近期千万不要让孩子吃太多肉蛋奶，还是要吃点容易消化的，慢慢养，把孩子的脾胃养过来。孩子妈妈听了连连称是。就这样，在儿科医生的指导下，这个孩子两个月后体重已经长到24斤了。身体壮了，个子也蹿起来了，家长们都高兴极了。

第三节　孩子口臭，可能是胃火上行惹的祸

家长在照看孩子的时候很喜欢逗孩子说话，但是有的时候孩子一张口，家长就会闻到呼出的口气特别臭。有些家长可能会想，是不是孩子该刷牙了？其实，胃火过盛往往才是孩子口臭的病根儿。

孩子胃火过盛的时候会表现为烦热、胃痛、口渴、牙痛、牙龈肿烂等，孩子会闹着要喝凉水，还特别容易饿。如果看孩子的舌头的话，会发现整个舌头比较红。那么为什么孩子会出现胃火过盛的情况呢？出现口臭后又应该如何处理呢？

1. 导致孩子胃火过盛的主要原因是什么

胃火过盛最常见的原因可以归纳为一个字，那就是"吃"。要么是吃的东西过于温补，要么是食物存在胃里久而化热。

第一种原因比较好理解，比如有时家长喜欢买些羊肉之类的食物给孩子吃，这就容易导致孩子出现胃火。

但对于第二种情况，很多人就会不理解，为什么吃多了不消化也会导致胃火？首先，我们需要明白食物是什么，说白了就是能量、热量。胃就像一部机器一样，每天都在不停地工作、运转，不断地消化吃进的各种食物。如果孩子吃得过多，食物聚集在胃中，就会积食生内热，也就是我们常说的"食火"。简单来说，就是吃得过多，或者过于高营养，超过了脾胃的消化吸收功能的最大限度，这时候很多食物不能被及时地消化吸收，久而久之就会损伤脾胃的消化吸收功能，进而形成积食。食物没有被及时地

消化吸收，就会郁积生热化火。

2. 生了胃火怎么办

前面我们讲了胃火产生的原因主要是吃，油腻、高热量等的东西吃得太多容易影响脾的运化功能，运化功能失常，胃里面留存的东西就会化热、化火。因此，家长可以在孩子的吃上下足功夫，同时可以采用小儿推拿等方法进行防治。

（1）少吃辛辣、温热的食物

过食辛辣、温热的食物，如羊肉等，是导致胃火过盛的主要原因之一。因此要让孩子少吃辛辣、油腻等刺激性的食物。另外，瓜子、花生、甜品等零食，也应让孩子能不吃就不吃，能少吃就少吃。

（2）多喝白开水

白开水虽然淡而无味，但是多喝水能够帮助促进体内热邪的排出，加快肠胃蠕动，增强肠胃代谢，从而缓解胃火引起的口臭症状。

（3）喝花茶有利于清胃火

有的孩子喝不惯白开水，必须要泡一些东西，有点味道才肯喝。在这里给家长们介绍一些可以清热祛火的花茶：金银花、菊花、淡竹叶、蒲公英等，能够起到清凉解暑、清热利尿的作用，陈皮具有健胃、理气、化痰的功效，泡茶饮用，味道清新，还能祛胃火。

（4）多吃能降火的食物

苦味食物有助于"灭火"，不妨适当多吃一些，如苦瓜、野菜、莴笋、芹菜等。另外，银耳具有补脾开胃、滋阴清肠的功效，孩子有胃火，家长可以用银耳煮粥、煲汤来给孩子吃，一般每天吃大半朵即可。

（5）按摩脚上的"灭火穴"

人的脚上有一个穴位，经常按摩能起到降胃火的作用，那就是内庭穴。内庭穴位于脚第2、3趾间的纹头处，是足阳明胃经的荥穴，凡是胃火引起的症状，如口臭、便秘、牙痛、咽喉痛等，都可以通过按摩内庭穴来缓解。按摩方法也非常简单，找到内庭穴所在，用拇指的指腹用力点揉，2～3分钟即可，每天早晚各按摩一次，长时间下来，不仅能够清胃泻火、理气止痛，还能起到养胃的作用。

第四节　说说小儿"食咳"

咳嗽是几乎每个孩子都会遇到的问题。看到孩子咳嗽，家长直观上可能会觉得是孩子的肺或者气管出了问题，并选择一些清肺化痰的药物来给孩子吃，可是很多时候吃了药却不见效。这是为什么呢？下面就给宝爸宝妈们说说容易被忽略的食积咳嗽吧！

1. 食咳——聚于胃，关于肺

引起孩子咳嗽的原因有很多，食积就是其中比较常见的一种。

中医学对食积咳嗽的认识由来已久，在古代的医书上有很多相关的记载。《素问·咳论》载："聚于胃，关于肺。"《脾胃论》载："脾胃虚，则肺最受病……"明代《医学入门》载："食咳，因食积生痰，痰气冲胸，腹满者，二陈汤加厚朴、山楂、麦芽；伤生冷，以致脾胃不清，嗳酸吐泻，恶风寒者，五积散、理中汤、异功散；伤煎炒热物者，葶苈散，或三补丸加知母、贝母；伤酒食积者，香附栝楼青黛丸。"

这可能有些难理解：脾和肺是两个脏，食积怎么会引起咳嗽呢？这就要从中医学的整体观讲起了。中医学认为，五脏六腑、四肢百骸之间都是有联系的。脾为生痰之源，肺为贮痰之器。食积过久，脾胃虚弱，则易生痰，痰阻于肺，当然就会导致咳嗽不止了。

食咳的小儿，多数是因为吃了太多高蛋白或高热量的食物，如糖果、肉类、海鲜、巧克力等。食积化热的症状大多包括肚子胀、不爱吃饭、嗳腐、嘴巴通红、口臭、大便干结、手心发热、体热、舌尖红、舌苔厚腻等。

食咳大多在晨起和夜间较重，日间可有轻微咳嗽，如果家长发现夜里孩子睡觉时经常突然咳嗽，首先要考虑是不是食积引起的。这时候用小儿推拿手法或给孩子服用一些消食和胃、肺胃同治的药物，效果就会比较好。

2. 食咳——见咳不治咳

在中医儿科门诊上遇到咳嗽的孩子，如果中医师确诊属食积咳嗽，几乎很少用止咳药，多以消积导滞为主。如果孩子咳得特别厉害，才会兼用一些宣肺止咳的中药。一个方子简简单单几味中药，竟没一味是止咳的，但是喝上一两剂，咳嗽就止住了。

这就是中医治病的独到之处，见咳不治咳。

家长要注意，对于食积咳嗽，调理饮食是关键。"若要小儿安，三分饥与寒"是非常重要的，如果孩子是食积咳嗽，要选择清淡的蔬菜，容易消化的米粥、面汤、面条等，不吃油炸、膨化食品，荤素合理搭配，以免增加孩子的肠胃负担。此外，还要让孩子多喝水，多运动，保证充足睡眠，家长要注意观察孩子大便情况等，这样食积情况就会逐渐缓解，咳嗽也会减轻直至消失。

3. 食咳——陈皮焦三仙茶是克星

对于食积咳嗽的孩子，家长可以试试这个小验方——陈皮焦三仙茶。方子很简单，焦三仙各10克，陈皮5克，煮成水给孩子喝就可以了。如果孩子不能接受它的味道，可以加一点蜂蜜调味。

焦三仙实际上不是"一味"药，而是由三味药，即焦麦芽、焦山楂、焦神曲组成的。这三味药均有良好的消积化滞功能，但又有各自不同的特点。焦麦芽有很好的消化淀粉类食物的作用；焦山楂善于治疗肉类或油腻过多所致的食滞；焦神曲则利于消化米面食物。三药合用，能明显地增强消积导滞的效果。陈皮本身不具有止咳的作用，但它气味芳香，入脾、肺经，偏于理气，可缓解食积气滞。用上这个小验方，孩子食积除，肺气通，咳嗽自然就好了。

一个 2 岁的男宝宝，早起咳嗽，流黄鼻涕，儿科医生在仔细观察了他的舌苔、嘴唇、手指后，确定孩子的咳嗽是食积引起的，兼有感受风寒，于是让家长给孩子用上陈皮焦三仙茶这个小验方。家长有些担心，问医生感冒还没好需不需要再吃点感冒药。医生回答说，孩子舌头尖还明显发红，舌头中间靠后的白苔还是很厚，证明还是有积食，食积胃热会导致肺热，而肺热会引起流鼻涕、咳嗽等症状，所以用这个小验方就可以。这位患儿用上面的小验方三天后咳嗽就止住了，再看舌苔也不再厚腻了。

如果孩子食咳较重，儿科医生还常应用中成药保和丸来调理，注重消食，食积消了，咳嗽自然就好了。

第五节　肚子胀，孩子不吃饭怎么办

　　宝宝出生以后，新手爸妈们在欢喜之余，常常会发现孩子的肚子总是圆滚滚的，敲一敲会发出鼓一样的声音。对于新生儿来讲，这可能跟宝宝的腹肌发育不健全，腹部前壁的支撑力不足有关，这是生理性的，是正常情况，可以不用过多干预，随着宝宝的生长发育，腹肌逐渐发育成熟，肚子也就不会再往外鼓了。

　　但是，对于年龄稍大一些的孩子来讲，如果肚子很大，同时伴有面色红、蹬腿，或者频繁打嗝、吐奶、经常放屁，严重时甚至会出现肚子不舒服、哭闹及睡眠障碍等情况，家长就要注意了，这类情况的出现说明腹部的气体无法正常排出，要尽快进行干预了。

　　下面为大家介绍几个预防肚子胀的小妙招。

1. 定时、定量给宝宝喂奶

　　如果宝宝进食、吸吮太急促，会使较多空气进入胃中；奶瓶的奶嘴孔大小不适当，空气也会通过奶嘴的缝隙进入宝宝体内；宝宝过度哭闹会吸入大量空气；进食的奶水或其他食物经过肠道菌群和其他消化酶的作用而发酵，产生的大量气体会造成腹胀。所以，要固定好时间段给宝宝喂奶，这样宝宝不至于因为太饿而吸奶过快导致空气进到肚子里，自然就不会肚胀了。宝宝如果有拉肚子或胀气的情况，建议家长可以将奶粉泡成原来一半的浓度，举例来说，如果一般泡奶粉的比例是 1∶60，就转变成 1∶120，如此一来可以减轻宝宝的肠胃负担，减少胀气的发生。在喂食后，将孩子竖着抱起来，轻轻拍打其背部以促进打嗝和排气，可降低宝宝发生胀气的可能性。

2. 安抚宝宝少哭闹

宝宝哭闹的时候会有大量空气进到肚子里，自然会引起肚子胀，这个时候家长要做好宝宝的安抚工作，避免长时间哭闹。

3. 饮食搭配好消化

消化不良及便秘会使粪便堆积在肠道，细菌在肠道中繁殖会产生大量的气体，从而引起肚子胀。因此，家长给孩子添加辅食或进行日常饮食搭配的时候一定要选取容易消化的食物，让孩子大便通畅，能够及时地把粪便排至体外。

4. 顺时针揉肚子除胀气

如果宝宝能吃、能拉、没有呕吐的现象，肚子摸起来软软的、排气正常、体重正常增加，这一类腹胀大多属于功能性腹胀，无须进行特别治疗，可用顺时针摩腹的方式来给宝宝的肚子做按摩。一般情况下，按摩五分钟左右，效果就会非常明显。

5. 热敷腹部

家长可以用热水袋或者暖手宝等给孩子热敷腹部，这样可刺激胃肠蠕动以帮助排气，减轻腹胀。但小儿的皮肤比较娇嫩，在热敷的过程中，家长一定要注意控制好热敷的温度，可以用毛巾包裹几层，使热水袋缓缓透热，效果更佳。

6. "蹬单车"游戏

让宝宝平躺在床上，抬起腿，在空中模仿"蹬单车"的动作。这个动作实际上可以促进宝宝肠道的挤压，宝宝的腿一蜷一伸，等于是在让肠道做"广播体操"。

一位患儿因肺炎在儿科病区住院，医生在检查时发现孩子有肚子胀的问题，叩之如鼓响，当时就把"蹬单车"的方法告诉了家长。第二天医生查房时，孩子妈妈兴高采烈地说，让孩子做了两次，做的时候乐个不停，才过了一天孩子的肚子就明显不胀了。

第六节　出现攒肚不要急

有一件事会让宝爸宝妈们非常着急，那就是宝宝不大便。在儿科门诊上，有位家长带着刚满月不久的孩子来看病，说孩子 5 天都没有大便了。医生详细检查后发现孩子精神状态非常好，通过触诊轻按孩子的腹部，孩子也没有不适的表现，通过问诊得知孩子 5 天前拉的大便不干，再结合孩子刚出生一个多月，认为孩子的整体状况非常好，不像是便秘，就对家长说："孩子这是攒肚，不用担心，也不用吃药。回去后观察一下，如果孩子过两三天还不能解大便，或者解大便时非常费力再过来。"

讲完后，医生把孩子放在门诊的治疗床上，顺时针揉腹 5 分钟后便让家长带着孩子回去了。没想到刚过十几分钟，家长就进来说孩子已经解大便了，不稀也不稠。

果然如医生诊断的那样，孩子这是攒肚了。

1. 什么是攒肚

母乳喂养的宝宝在满月后有时两三天，甚至四五天不排大便，但是排出的大便依旧是黄色的而且不干结，宝宝也没有痛苦的表情，只是每次的排便量比较少，这种情况就被叫作"攒肚"，是一种民间说法。

宝宝出现攒肚现象，不了解情况的家长们难免会有些担心。实际上，对宝宝来说攒肚是一种正常的生理现象，因为母乳与普通食物不同，母乳中的"废弃物"非常少，绝大部分的营养物质都被宝宝吸收了，再加上母乳中食物纤维含量低，大便当然少了。因此，宝宝出现攒肚时一般不必使用药物，家长们可以通过摩腹等来促进大便排出，同时要注意及时添加辅食，比如宝宝4个多月时，可以适当添加一些米汤，这样有利于更好地改善大便情况。

2. 家长们要有一双可以鉴别攒肚和便秘的"火眼金睛"

一定会有家长担心，如果孩子是攒肚当然好，可如果孩子不是攒肚而是便秘怎么办？应该怎么区分攒肚和便秘呢？别着急，下面就教大家如何拥有一双能够鉴别攒肚和便秘的"火眼金睛"。

（1）注意年龄

从年龄上看，攒肚多在宝宝满月后出现，其中以纯母乳喂养的宝宝更为多见。由于每个宝宝自身体质及母乳情况等并不相同，因此攒肚开始出现的时间也是有一些差异的。这个时期宝宝的生物钟逐步建立，作息逐渐变得规律，消化功能也逐步发育，母乳被吸收利用得更加充分，使剩余的食物残渣变少，不足以刺激排便，因此容易出现攒肚的现象。而便秘则受很多致病因素的影响，在小儿的各个年龄段均有可能发生。

（2）注意持续时间

攒肚的持续时间因人而异，有的会持续一两个月，有的则会持续到添加辅食时。随着孩子吃的食物种类的增加，膳食纤维等成分的摄入量也会增加，这可以促进胃肠道的蠕动，增加粪便的体积并帮助粪便吸收水分，使粪便更容易排出，这样排便次数会逐渐多起来。攒肚导致的大便次数少一般都会在孩子四个月大前消失，而便秘如果不改变孩子的生活和饮食习惯，则可能一直持续下去。

（3）注意孩子的全身状况

攒肚的孩子精神状态、进食情况、睡眠质量、体重增长等均无异常，但是便秘的孩子因为粪便中的毒素会被肠道反复吸收，从而会出现睡眠不稳、脾气暴躁或者大便时容易哭闹、烦躁不安等情况。

（4）看大便

便秘和攒肚最大的不同是便便的性状不同，攒肚时拉出的便便性状是正常的，呈稀糊状，没有硬结，量不是特别多，但排便时不费劲，没有痛苦的表情，而便秘时孩子的便便又干又硬，大便次数和性状都发生了改变。便秘不仅指大便次数减少，更重要的是指大便硬结、干燥、排出困难，有时粪便坚硬擦伤了肠黏膜还会在粪便表面见到血丝，大而硬的粪块还会造成肛裂、肛门疼痛等，伴有食欲减退、腹胀，左下腹可触及粪块，这些表现和攒肚是截然不同的。

3. 宝宝排便规律早知道

对于半岁以前的婴儿，什么样的排便才是正常的呢？

宝宝在出生后的两三天里，排出的主要是在妈妈肚子里时的胎便，这时候的大便大多呈墨绿色，稠糊糊的；胎便排完后，再加上吃上了母乳，宝宝的大便开始变成芥菜籽样的黄色，呈奶昔状；到出生后 4～6 周时，宝宝的排便间隔会逐渐延长，根据不同宝宝的体质特点每天一两次或每周一两次都属正常；6 个月左右时，因为添加辅食已有一段时间，接触新的食物种类后可能会出现便秘，所以家长需要关注宝宝的排便情况。

第七节　孩子便秘，父母可以这样做

母乳喂养的孩子，大便一般呈稀糊状，排便次数较多，一天 3 ～ 4 次。使用奶粉喂养，或者是一半奶粉一半母乳喂养的孩子，大便成型得比较早，排便一般一天 1 ～ 2 次，或 2 ～ 3 天一次，大便呈稀糊状或者条状。

如果孩子每周排便在 2 次以下，排便时费力，大便干硬成丸状，量少，伴有腹部胀满疼痛、食欲减退等，一般就可以认为是便秘了。

1.孩子便秘的原因

孩子便秘很常见，家长们很苦恼，这到底是什么原因造成的呢？大概可分为以下三个方面。

（1）食物搭配不合理

很多孩子有偏食的习惯，喜欢吃大鱼大肉、喝牛奶，不爱吃水果、蔬菜，这样膳食纤维摄入过少，肯定容易引起便秘。另外，采用奶粉进行人工喂养时，里面的酪蛋白及钙含量比母乳高，更容易导致孩子发生便秘。

（2）未养成良好的排便习惯

家长们要注意帮助孩子从小养成定时排便的习惯。有时孩子因为贪玩会忘记排便，这时大脑就会有意识地去抑制便意，时间久了，肠道末梢神经感受粪便刺激的敏感度就会下降，粪便久存于肠道，里面的水分被吸收使得粪便变得干硬，当然就难以排出了。

（3）精神因素的影响

孩子受到突然的精神刺激，比如惊吓或生活环境改变等，可出现暂时的便秘现象。还有些孩子因为本身大便比较干，使得排便时比较费力，甚至造成肛裂，这会导致孩子不愿意去排便，时间久了便容易诱发便秘。

2. 缓解孩子便秘的妙招

孩子发生便秘大多数都是暂时的，大多是由于饮食或排便习惯不良导致的，只要加以纠正，很快就可以恢复了，所以家长不要太过担心，要"在战略上藐视它（便秘），在战术上重视它"！

那么在战术上应当怎样重视才能缓解便秘呢？

首先当然是要培养孩子良好的排便习惯了。培养孩子良好的生活习惯是所有对策中的重中之重，家长要帮助孩子养成按时作息、按时吃饭、规律排便的良好习惯。对于婴幼儿，家长可以在早饭后半小时协助他们保持排便体位，即使没有便意也要坚持上几分钟，不要逗引孩子，以免分散注意力。家长会发现，经过多次训练后，很快孩子的排便就会规律起来了。同时，家长还要注意训练宝宝简单的蹲、弯腰或者扭屁股等动作，这样可以帮助宝宝锻炼腰腹部肌肉，有助于促进肠蠕动。

其次是调整饮食。对于 1～3 个月还没添加辅食的宝宝可以适当多加一些果汁和菜汁，比如橘子汁、白菜汁等，以促进肠道蠕动；4～6 个月的宝宝可以适当多吃些菜泥、果泥等；1 岁时可以增加膳食纤维含量高的食物，如红薯、芹菜碎等。

推拿按摩也是防治便秘的好方法。家长用手掌在宝宝脐周沿顺时针方向按摩，每次 5 分钟，每天 1～2 次，可加强肠蠕动，促进排便。

3. 中医里的"开塞露"——"蜂蜜栓"

如果宝宝连续几天不排便，除了使用小儿开塞露以外还有没有其他方法呢？家长们可以自制几颗中医里的"开塞露"——无毒副作用的"蜂蜜栓"。

做法很简单，准备蜂蜜一大勺，把炒锅放在火上，开小火，加入蜂蜜1勺，然后用筷子不断搅拌，3分钟后关火，待熬好的蜂蜜稍凉，手不感觉烫的时候就用手把蜂蜜搓成比胶囊药稍大一点的栓形。这里需要注意的是不要等蜂蜜彻底凉了再搓，因为这时的蜂蜜会凝固，就搓不成了。如果锅里的蜂蜜变硬了也没有关系，重新加热后再搓就可以了。把蜂蜜搓成一个个蜂蜜栓后，用保鲜膜包好，放在冰箱中备用就可以了。

孩子便秘的时候可以先挑一个最小的蜂蜜栓塞到孩子的肛门中，这样孩子很快会产生便意，排大便也不那么困难了。

家长们可不要小看了蜂蜜栓，这是中医学著作《伤寒论》中记载的方法。原文中将食蜜七合"于铜器内，微火煎，当须凝如饴状，搅之勿令焦著，欲可丸，并手捻作挺，令头锐，大如指许，长二寸。当热时急作，冷则硬。以内谷道中，以手急抱，欲大便时乃去之"。

第八节　大便稀溏，不要让孩子变成瘦宝宝

　　腹泻是令许多家长非常头痛的一件事，一方面是因为它的发病率较高，宝宝每年总会出现那么几次，另一方面是因为孩子本来胖乎乎、水灵灵的，泻上两三天后整个人都会瘦上一大圈，看着就焦心。从临床上看，6个月到2岁的婴幼儿的发病率较高，多发生在夏秋季节。小儿腹泻是造成小儿营养不良、生长发育障碍，甚至死亡的主要原因之一。轻者治疗得当，预后良好；重者泄泻过度，易见气阴两伤，甚至阴竭阳脱；久泻迁延不愈的孩子，还容易转为疳证或出现慢惊风。

　　小儿腹泻的发病率为什么这么高呢？中医学认为，小儿脾常不足，容易因为乳食不节或不洁，或感受风寒、暑湿等外邪而使脾胃受损。也有些孩子因为早产等原因先天禀赋不足，或者后天养育护理不当，或者孩子经常生病、反复生病，导致脾胃虚弱或脾肾阳虚。如果孩子的脾胃运化失职，不能腐熟水谷，水反为湿，谷反为滞，水谷不分，这样就容易清浊合而下降，形成泄泻。

1. 注意这些方面，让孩子远离腹泻

　　在家庭护理方面，宝爸宝妈们要从以下几个方面来预防小儿腹泻。

　　（1）避免喂养不当

　　这种情况多见于人工喂养的新生儿，比如家长给宝宝冲的奶粉过稠、量过多，或者奶粉中含有的糖类太多，这些都会造成宝宝脾胃负担过重而

引起腹泻。另外，宝宝吃了不洁的食物也会出现腹泻。

日常生活中，细菌、病毒等往往通过家长的手、不洁的奶瓶、变质的奶、没有洗净的衣物等途径经口进入体内，所以保证生活环境的卫生也非常重要。

（2）远离过敏原

有些宝宝由于体质的原因，对牛奶中的蛋白或者乳糖不耐受，蛋白或者乳糖不能被分解，所以宝宝喝了牛奶后会出现腹胀、腹泻，甚至出现荨麻疹等表现。对于这类过敏体质的宝宝，可以到医院进行一下过敏原的检查，日常生活中注意远离过敏原。

（3）避免腹部受寒

宝宝腹部受寒可以分为两种途径，一种是吃了过多生冷食物，另一种是如果在天气凉的时候护理不当，宝宝的腹部容易受凉，进而诱发腹泻。针对第一种情况，我们要尽量避免让宝宝吃生冷的食物；针对第二种情况，要做好宝宝腹部的保暖工作。

（4）避免伤风感冒

宝宝体质娇弱，体温调节的能力较差，季节交替或气候变化快，气温不稳定时，就容易受凉、感冒。因此，注意宝宝衣物的增减，对于腹泻的预防是很有必要的。

2. 孩子腹泻怎么办

孩子出现了腹泻，家长要调节好孩子的饮食，选择好消化的食物，以减轻肠胃的负担。母乳喂养的妈妈要注意饮食清淡，忌生冷、少油腻。腹泻的孩子应注意多补充水分，如果持续腹泻丢失的钾和钠等比较多，只补充白开水可能是不够的，这时需要在专业医生的指导下帮助孩子尽快补充丢失的电解质。

还有一点要注意，那就是护理好孩子的臀部。孩子的臀部比较娇嫩，排大便的次数多了，一定会让小屁股受罪的，所以清洗时尽量使用清水，洗干净以后用干布或纸巾蘸干臀部就可以了，还可以涂一点护肤霜。

3. 有效的小儿推拿止泻法

孩子腹泻，可以试试小儿推拿治疗。常用的推拿手法有补脾经、推大肠、摩腹、推上七节骨等。

（1）补脾经

让孩子保持在仰卧位，家长站在孩子的侧方，一手扶住孩子的前臂，另一手以拇指螺纹面在孩子拇指末节螺纹面上做旋转推动，也可以将孩子的拇指屈曲，家长用拇指端循着孩子的拇指桡侧边缘向指根方向直推，此为"补脾经"，有健脾胃的作用，可反复操作 100 次。

（2）推大肠

让孩子保持在仰卧位，家长站在孩子的侧方，一手扶住孩子的前臂，另一手以拇指螺纹面在孩子的食指桡侧缘自指尖到虎口形成的直线上进行直推。从食指尖直推向虎口为补，称"补大肠"；自虎口直推向食指尖为清，称"清大肠"，二者统称"推大肠"。若患儿泄泻因于伤食可用清大肠手法；若因于脾胃虚弱可用补大肠手法。反复推 200 次左右即可。

（3）摩腹

让孩子保持在仰卧位，家长站在孩子的侧方，将手掌轻放于孩子的肚子上，沉肩垂肘，以前臂带动腕，按照左上腹、右上腹、右下腹、左下腹的顺序做环形而有节律的摩动约 5 分钟。用力宜轻不宜重，速度宜缓不宜急。在摩腹之前可以在孩子的腹部涂上适量滑石粉，以免摩腹过程中损伤皮肤。

（4）推上七节骨

让孩子保持在俯卧位，家长站在孩子的侧方，以拇指桡侧缘从孩子的尾椎自下而上直推到第 4 腰椎处为"推上七节骨"，操作 50 次左右。注意要紧贴孩子腰部的皮肤，压力适中，动作要连续，速度要均匀，且不可歪斜。

第九节　脾不好，孩子总生病

中医学认为，脾为后天之本，气血生化之源。脾不好，孩子总生病。辨证论治的基础是要准确辨证，下面就为大家介绍几种常见的小儿脾病证型，包括脾胃气虚、脾胃虚寒、脾肾阳虚、脾胃湿热、胃强脾弱及心脾积热。

1. 脾胃气虚

脾胃气虚的孩子常常表现为全身乏力，吃完饭后容易感觉到困倦，手脚软弱无力、拎不动较重的东西，爬楼或走路时间稍长一点就容易累得上气不接下气，面色苍白，睡觉的时候经常会流口水、目露白睛，大便不成形等。这些都是脾胃气虚的表现。

脾胃虚弱的孩子要喂养得当，肉类食品和零食等不要多吃，避免伤食，可以多吃山药、芋头、南瓜等，少吃油腻、生冷之品，兼有内热的患儿要少吃辛辣食物，不要过量喝牛奶。不要滥用清热类药物，比如板蓝根、黄连等，以免苦寒伤胃。

健脾益气的中医食疗方非常多，在这里为大家介绍一下简单易做的山药小米粥的制作方法。

材料：新鲜的山药 50 克（怀山药最佳），小米 100 克。

做法：锅中加水，加入洗净并切成小块的山药和小米，大火烧开后换成小火熬至米熟成粥即可，可加入适量的白糖调味。

山药健脾养胃、养肺补肾，而且是平补，孩子吃后不会上火。坚持给孩子吃一段时间，脾胃虚弱的情况会慢慢有所改善。

2. 脾胃虚寒，脾肾阳虚

脾胃虚寒，是脾胃阳气虚弱、阴寒内盛的表现。一般情况下，脾阳虚是脾气虚加重的结果。如果孩子经常吃一些生冷的食物、饮食没有规律、不注意保暖，身体内的阳气就会受到损耗，时间长了就容易出现脾阳虚。脾阳虚的孩子，不管什么时候摸他的手都是冰凉冰凉的。如果患儿脾阳虚的情况长久得不到纠正，必然会危及肾，进展至脾肾阳虚，导致患儿怕冷、腰部酸冷、记忆力差、生长发育迟缓。因此这类患儿要少吃生冷性寒的食物，喝米汤、热粥等是保养脾胃的不错的选择。

下面为宝爸宝妈们介绍一道非常简单、有效、可口的小饮品，那就是"姜糖水"。

材料：生姜、红糖适量。

做法：生姜切片，取 3 片放入锅中，加入一小碗水，大火烧开后换成小火熬 5 分钟，然后倒入碗中，把姜片夹出，再加半勺红糖，搅拌均匀后就可以让孩子喝了。

生姜味辛，性微温，有温中止呕的功效，其特有的姜辣素能刺激胃肠黏膜，使胃肠道充血，增强消化能力，常用来治疗因为吃寒凉食物过多等而引起的腹胀、腹痛、腹泻、呕吐等。红糖有和中助脾、温阳散寒的作用。两药并用，可有效地治疗脾胃虚寒证。

3. 脾胃湿热

脾胃湿热证的形成，常常是乳食壅滞，湿热壅滞的缘故，也常可见因为后天失养，正气不足，脾胃虚弱，不能正常运化谷物水液，水反为湿，谷反为滞，湿滞久则化热，形成湿热的情况。感受湿热外邪、情志不调等也是常见的致病原因。

脾胃湿热证的患儿容易出现胃脘灼热疼痛、嘈杂泛酸、口干口苦、渴不欲饮、口甜黏浊、纳呆恶心、身重肢倦、小便色黄、大便不畅、舌苔黄腻、脉象滑数等表现。

在饮食上需要特别提醒家长的是，孩子脾胃湿热很多时候是吃出来的，因此不要让孩子吃过多的肥甘厚腻之品，比如甜品、肥肉等，不要让孩子暴饮暴食，以免脾不能正常运化导致水湿内停，继而生热。平时可适当喝一些荷叶茶以清热除湿，或茯苓白术二米粥以健脾祛湿养胃。

另外，还应注意引导孩子多运动。湿属阴邪，重浊黏腻，孩子多运动有利于祛除湿邪，还能增强体质。

4. 胃强脾弱

脾胃互为表里，我们常说的"消化"这个词中，"消"的作用主要靠胃，接受、容纳吃下的东西后把食物磨碎腐熟。"消"了以后就要"化"了，只有"化"了才能把食物变成我们身体所需要的气血等精微物质。这个"化"就要靠脾了。脾是脏，属阴，它主要的功能之一就是运化，也就是对饮食物中的精华成分进行吸收，并把营养物质输布全身。

我们可以形象地把胃看作一口锅，锅里的水就像我们吃下的食物，这个时候如果火大了，那么锅里的水就容易被蒸干，所以胃强的孩子容易饿，见到什么都想吃，而且感觉怎么也吃不饱。如果脾弱了，就不能够很好地吸收营养物质并把它们传送到全身。而如果没有营养物质的充分支持，孩子虽然看起来饭量不小，可就是不长个儿，也不长肉。所以胃强脾弱的孩子容易表现为吃的东西多，但却很瘦小。

胃强脾弱的孩子往往容易积食，临床上常会使用中成药保和丸、枳实导滞丸等来治疗以消食和胃导滞。也可以用莱菔子给孩子熬水，或者用陈皮给孩子泡水喝，这两味药都是偏于行气的，可以理气健脾消胀，胃气往下走了，脾气升清了，脾运送给肌肉四肢的营养物质就多了，孩子的身高、体重自然就能更好地增长了。

5. 心脾积热

食物中含有许多热量，如果吃下去长久积聚就会导致脾热。心为五脏六腑之大主，主神明。长久的脾热必然犯及心神，导致心脾积热。小儿容易患的鹅口疮以口腔黏膜及舌上散在或满布白屑状物，周围红晕明显为主要表现，它的发生很多都与心脾积热有关。此外，心脾积热的患儿还容易有烦躁啼哭、口渴、发热、大便干结、小便黄赤等表现。

心脾积热的孩子不容易看护，白天容易烦躁、脾气大，夜里常常哭闹不睡觉。家长可以试试小儿推拿，效果非常好。

（1）清胃经

胃经的位置很好找，在小儿拇指桡侧从掌根到指根处呈一条直线，家长用拇指螺纹面从小儿掌根部推到指根部就是清胃经了。说到这里有些家长会感到好奇，我们说的不是心脾积热吗，怎么不清脾经呢？一方面中医学讲脾胃同治，另一方面小儿脾常不足，宜补不宜清，所以用清胃经代替清脾经。一般每次直推约 500 次。

（2）清天河水

天河水在小儿前臂的正中呈一条直线，在第一章第二节中我们已经介绍了清天河水的操作方法，每次推 300 次左右。

（3）清小肠

沿小指尺侧从指根推向指尖，就是清小肠。中医学讲，心与小肠相表里，心经有热时会传导到小肠上，也就是心移热于小肠。小肠有泌别清浊的作用，就是将饮食物中的精华部分分别出来，由脾输布全身以供给营养，糟粕部分则传送到大肠，形成粪便后排出。所以清小肠可以帮助小肠泌别清浊，将堆积的湿热清除。每次可以推 300 次左右。

（4）揉小天心

小天心在手掌根部，位于大鱼际和小鱼际交汇的凹陷处。揉小天心可以清热、利尿等。一般每次揉约 150 次。

第十节　孩子爱磨牙，因为脾胃还有它

有些孩子在睡觉时会发出咯咯的响声，就像在咀嚼食物一样，这种表现就是磨牙。可不要小看夜间磨牙，这可能是身体发出的疾病信号。那么，哪些原因会导致孩子出现磨牙呢？

1. 胃中有积食

有的孩子喜欢吃一些不好消化的食物，有的孩子晚餐总会吃得特别多，这些坏习惯家长们都要及时进行纠正。食物不易消化或睡前吃太饱，都会导致胃中有大量食物停留，胃肠道不能休息，要继续工作，负担过重就容易导致睡觉时磨牙。

发现孩子有磨牙的症状后，家长要控制好孩子的饮食，晚上不要吃得太饱，尽量选择容易消化的食物，吃完后让宝宝适当活动，睡前一个小时最好就不要让宝宝吃东西了。

在这里告诉家长们一个小妙招，那就是用芦根 30 克熬水给孩子喝。中医学讲"牙床属胃"，有食积的时候，胃火上延到口腔中，牙就会不自主地动来动去，所以会表现为磨牙的症状。芦根的清热效果非常好，但它是寒性的，家长用芦根熬水后可以适当加点冰糖，孩子喝上两三天，不磨牙了就要停掉。

2. 肠道中有寄生虫

肠道寄生虫的种类繁多，表现出的症状也不完全一样，对于孩子来讲，最常见的寄生虫有蛔虫、蛲虫、猪肉绦虫等。有肠道寄生虫的孩子除了会表现为磨牙外，还多会表现为腹痛、腹泻、烦躁不安、失眠、食欲减退、夜惊等症状。

判断孩子有没有肠道寄生虫，还有一个非常典型的症状就是肛门痒，这主要是因为当孩子睡着后，蛲虫的雌虫在肛门处大量排卵，排出的卵就黏附在肛周的皮肤上，所以孩子会感觉肛门痒，这时家长在强光下很可能可以看到肛门周围有白色的小虫子在活动。对于肠道寄生虫引起夜间磨牙的问题，家长要及时带孩子去医院打虫，因为寄生虫的危害不仅是导致磨牙，还会影响孩子的消化和吸收功能，阻碍孩子的生长发育。

第三章

望面色，审苗窍，知儿病

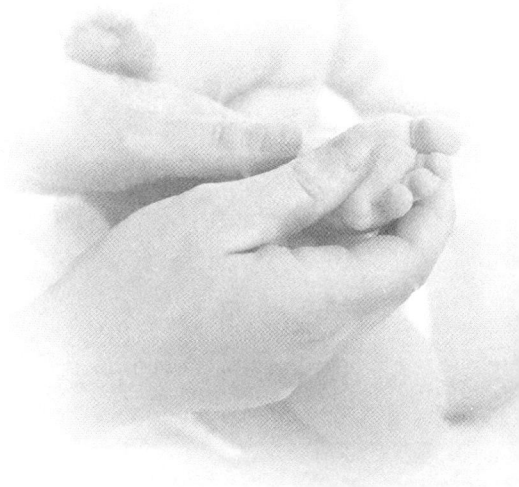

第一节　孩子面色黄、头发稀，家长莫着急

每一位父母都希望自己的孩子能够白白胖胖的，能够健康成长。在孩子成长的过程中，有时父母会发现自己的孩子脸色黄、不红润，头发也不像别的孩子那样乌黑透亮。这是为什么呢?

1. 新生儿面色黄，可能是新生儿黄疸

很多家长在孩子出生后的两三天会发现孩子的面色黄，这可能是新生儿生理性黄疸的缘故。足月儿一般在出生后 2 ~ 3 天出现黄疸，5 ~ 7 天消退，最迟不超过 2 周;早产儿一般在出生后 3 ~ 5 天出现黄疸，7 ~ 9 天消退，最迟 3 ~ 4 周消退。此外，生理性黄疸一般都是轻度的，孩子也没有其他明显的不适症状，这种情况一般不需要进行特别处理。但是如果孩子出生后一天之内就出现了黄疸，就要警惕病理性黄疸了，应及时接受治疗。

2. 孩子头发黄，没准是遗传

很多孩子小时候的头发颜色偏黄，父母可以问一问自己小时候是不是头发的颜色也偏黄，后来随着年龄的增长，会逐渐变黑。这个过程因人而异，有的人可能到了三四岁头发还比较稀少，但是上学后又变得正常，这可能与遗传有很大关系。因此如果孩子没有特别的不适，家长不用太过着急。

3. 脾虚的孩子容易头发稀、面色黄

孩子面色黄、头发稀，其实大多数情况下与脾虚有关。中医学讲，发

为血之余，而脾主运化，为气血生化之源，黄色入脾，所以如果孩子脾虚的话，一方面气血生化不足，另一方面不能将充足的水谷精微输送到身体各处，这样自然就会出现头发稀少、面色发黄的情况了。这就好比在干旱的沙漠中，怎么能够期望见到枝繁叶茂的树木呢？

4. 孩子有没有腹泻、挑食等情况

孩子面色黄、头发稀，家长们还可以注意观察一下，如果孩子经常出现腹泻，吃到肚子里的营养物质还没被充分吸收就排泄出来了，肯定会出现营养不良。这类孩子除了头发枯黄、面色黄，还常常伴有消瘦、食欲差、面色没有光泽、睡眠不安、磨牙、大便不规律、情绪焦虑易惊等表现，这时候要尽快带孩子到医院就诊，检测一下微量元素、血红蛋白等指标。

还有些孩子头发稀可能与偏食、挑食有关。头发的健康生长需要一定的蛋白质、维生素，以及铁、锌等营养物质，如果孩子的饮食比较单一，存在挑食等现象，只吃一些特定的食物，就会影响头发的健康生长，因此家长从孩子年纪还小的时候就应该开始特别重视孩子的饮食健康。如果出现了头发稀的情况，可以适当多食用一些鱼类、蛋类、牛奶，以及富含维生素 B 族、维生素 C 的新鲜蔬菜和水果，有助于头发的尽快生长。

5. 食补小妙招

孩子面色黄、头发稀，家长们可以通过给孩子做一些美味可口的汤粥来补一补。

（1）猪血粥

材料：猪血 100 克，菠菜 250 克，粳米 50 克。

做法：取猪血放入开水中稍煮片刻，捞出切成小块；将新鲜的菠菜洗净放入开水中烫 3 分钟，捞出切成小段；葱、姜切碎；将猪血块、菠菜及粳米放入锅中，加适量清水煮粥，粥熟后放入适量食盐、味精、葱、姜调

味，出锅即成。宜温热服食，有润肺养血，消烦除燥的功效。

（2）红枣木耳汤

材料：红枣 30 个，黑木耳 25 克。

做法：将黑木耳拣除杂质，泡发，清洗干净，撕成小朵状，放入砂锅，加水适量，大火煮沸，再改用小火炖煮 30 分钟，待黑木耳熟烂时，放入红枣和红糖，煨煮至沸，红糖完全溶化即成。

红枣木耳汤补血养血，红枣具有补中益气、养血安神等功效，木耳是"素中之荤"，可以补气血、清肠胃。常用红枣和木耳煲汤给孩子喝，可以健脾养血，帮助孩子改善面色黄、头发稀的情况。

（3）当归羊肉汤

材料：当归 30 克，生姜 30 克，羊肉 150 克。

做法：将羊肉、生姜分别洗净，切片，与当归同入锅，加水 2 碗，煎煮 30 分钟后加盐少许调味即成。

这是一个非常经典的方子，当归补血效果非常好，羊肉温阳补肾。方子有温中健脾、补精益血的功效，尤其适用于手脚冰凉、畏寒怕冷的孩子。

6. 黑芝麻的妙用

根据中医学五行归类，黑色入肾，黑色的食物往往有助于肾藏精纳气。肾藏精，精生髓，髓化血，因此血的根本也在于肾。黑芝麻味甘，性平，入肝、肾、大肠经，有补血明目、益肝养发、润肠燥等功效。食用黑芝麻，可以补益肝肾，有乌须明目的功能。平时可以把黑芝麻炒一炒，加到孩子的饮食中。

中医学讲"望而知之谓之神"，孩子头发稀少、面色黄，是身体内在病因的一种反映，家长应重视起来，及时在专业医生的指导下帮助孩子进行调理。

第二节　孩子有黑眼圈肯定是没睡好？
错，可能是过敏了

孩子身体的每一点异常表现都会引起父母的格外关注。有些家长发现孩子有了黑眼圈，起初怀疑是孩子睡眠质量差的缘故，可后来通过观察发现孩子夜里睡得挺香挺沉的，而黑眼圈仍然没有消退。

在这里提醒家长们，成人出现黑眼圈，大多与睡眠少、熬夜等有关，但是孩子出现黑眼圈时要小心是不是过敏了。这类孩子除了黑眼圈外，常常还会伴有其他过敏症状，如春天闻到花粉就容易打喷嚏、流清水样鼻涕等。

那么过敏为什么会导致黑眼圈的出现呢？孩子过敏时会出现局部血液回流不畅的情况，在下眼睑部位便会出现黑色阴影，也就是我们看到的黑眼圈。除了过敏原因导致鼻塞可出现黑眼圈，其他会导致鼻塞的问题，比如慢性鼻窦炎、腺样体肥大、呼吸道感染等，也不排除是诱发原因。中医学认为，眼睑为肉轮，属脾，因此健脾益气也是缓解症状的治法之一。

在日常生活中，父母应督促孩子保证充足的睡眠，睡前不要喝过多的水，可以让孩子多吃富含维生素的食物，比如芝麻、花生、胡萝卜、鸡肝、猪肝、蛋黄、豆类、坚果等，多吃富含维生素的蔬菜水果，比如橙子、猕猴桃、菠萝、樱桃及绝大多数的绿叶菜，它们具有提亮肤色的作用。

给孩子进行热敷是个不错的办法，可以把毛巾放入温开水中浸湿，然后拧干叠成长条状，敷在眼周，从而加速眼周血液循环，血液流通顺畅了，黑眼圈自然就可缓解消失了。还有个外敷的方法使用起来也非常便捷，取半个新鲜的土豆捣成糊状，在土豆泥里加入半个鸡蛋清，搅拌均匀后均匀地涂在眼周围，15 分钟后洗净即可。

第三节　夏季眼屎多，赶紧清清火

到了夏天，气温逐渐升高，孩子更容易生眼屎，有的时候长在一侧眼角，有的时候两侧都会长，造成这种情况最可能的原因就是"上火"了。小儿乃纯阳之体，孩子就像一个小火炉，阳气旺盛，到了夏天再感受外界的阳气，就更容易上火了。因此，可以为孩子及时添加一些有清火功效的食物，这样火气自然而然就被消掉了。下面为大家推荐几个能够很好地消除孩子体内火气的小妙招。

1. 试试猪排骨玉米汤

材料：冬瓜250克，玉米1根，猪排骨500克，薏米30克，蜜枣2个。

做法：将猪排骨剁成小块儿，冷水入锅，加水烧开，3～5分钟后撇去浮沫；捞出猪排骨用清水冲洗干净，汤锅里加水，放入猪排骨、薏米，可选择是否放入蜜枣，其间将冬瓜去皮，切成小块儿，玉米掰成三四厘米长的小段儿；大火烧开后放入冬瓜和玉米，大火煲15分钟，转小火煲60～90分钟即可。

功效：清热，利湿，祛火，解毒。

2. 小儿推拿也是个非常不错的办法

清肝经是常用的小儿推拿手法。中医学认为，肝开窍于目，小儿"肝常有余"，因此眼屎多往往与肝火旺有关。家长用拇指端沿孩子的食指从指根向指尖直推即是清肝经，可操作 300 次左右。如兼有食积可配合清胃经、揉板门，如兼有口干、口舌生疮等可配合清天河水。

第四节　孩子鼻梁上的青筋是怎么回事

有的家长在带孩子的过程中会发现孩子的鼻梁上不知道什么时候出现了一道青筋，青筋的样式也是五花八门，横着的、竖着的、呈分支状的，颜色也是深浅不一，有浅青色、深青色，甚至呈黑色。

俗话说"青筋过鼻梁，无事哭三场"，指的是如果鼻梁上有青筋，孩子的抵抗力通常比较弱，容易患感冒等疾病。那么为什么鼻梁上会有青筋呢？

1. 鼻梁有青筋，要警惕小儿脾胃虚弱

孩子的身体发育还不完善，脾胃功能相对较弱。《幼幼集成》里提到，"山根，足阳明胃脉所起。大凡小儿脾胃无伤，则山根之脉不现"，认为鼻梁上的山根是阳明胃经的源头，左右目内眦的络脉在山根位置的相合之处，所以山根出现青筋，也就是孩子的鼻梁上出现青筋，可能与脾胃虚弱有关。

鼻梁上有青筋的孩子通常免疫力相对于其他孩子要弱一些，临床上也发现鼻梁上有青筋的孩子容易患上呼吸系统疾病。中医学认为，脾土生肺金，脾为肺之母，脾虚肺亦虚，所以脾虚的孩子也容易感冒、咳嗽等。另外，中医学认为青色属肝，肝藏魂，与情志活动有密切关系。鼻梁有青筋的孩子多容易受惊吓、睡眠不安、夜惊、夜啼，容易肝气郁结从而脾气急躁。

2. 鼻梁长青筋怎么办

首先，需要提醒家长的是，青筋可能会比较明显，孩子年龄还小的时

候，因为肌肤比较娇嫩，鼻梁部的脂肪层比较薄，孩子慢慢长大后这条青筋就不那么明显了。所以，对付鼻梁上的青筋，治脾胃虚弱才是关键。

（1）忌生冷寒凉的食物

脾胃虚弱的孩子，如果经常吃冷饮、螃蟹等寒凉食品，就容易雪上加霜，使得脾胃更加虚弱。

（2）多吃易消化、性味平和的食物

鼻梁上有青筋的孩子脾胃功能较弱，所以日常生活中要少吃伤脾害胃的食物，同时家长也不要因为孩子长得瘦，担心孩子营养不足而每天追着孩子喂饭，饮食切勿过饱，以免加重脾胃负担。多吃易消化、性味平和的食物，饮食要以五谷杂粮、蔬菜为主，肉蛋奶为辅，水果的话最好吃当地产的应季水果。

第五节 孩子流口水，可能需要健健脾

随着孩子的生长发育，孩子出现流口水的现象是很正常的。每一位孩子在生长发育的过程中基本都遵守这样的规律：宝宝在 2 个月大以前，唾液腺的分泌功能还没有发育完全，所以唾液分泌量少，一般不会出现流口水的情况；3 个多月以后，宝宝唾液的分泌开始增加；6 个月大开始，随着乳牙逐渐萌出及辅食的添加，出牙会引起牙根组织的轻度肿胀，从而刺激牙神经，于是唾液腺的分泌反射性地增加，另外开始吃米粉等含有淀粉的辅食后可刺激淀粉酶的分泌，因此宝宝的口水会流得更加频繁，出现"垂涎三尺"的情况。

还有一点家长们要特别注意，如果宝宝辅食吃得太精细，或者长期叼着奶嘴，会使舌头、牙齿得不到充分的锻炼，咀嚼和吞咽的能力会有所欠缺，分泌的唾液自然会不自觉地往外流。一般来说，大部分 2 岁以后的宝宝随着吞咽口水能力的逐渐健全，这种流口水现象自然而然就消失了。

1. 口水泛滥要健脾

有些孩子的口水就像水龙头中流出的水一样源源不断，这时家长一定要引起注意。口水泛滥的原因有很多，其中脾虚导致流口水的情况最为多见。《黄帝内经》认为，"五脏化液……脾为涎""中央黄色，入通于脾，开窍于口""脾主涎"。正常情况下，脾有收摄的能力，可以控制口涎的收放。但如果脾虚的话，脾的固摄能力会变差，口涎就会在不该流出来的时候流出来。脾是人体后天之本，小儿肝常有余，脾常不足。如果孩子流口水的情况比较严重，口水清稀，同时伴有食欲不振、脸色苍白、唇舌色淡、容易腹泻、四肢不温等表现，很可能就提示孩子已有脾虚。

中医讲求治病求本，要找到疾病的根本原因，不能只简单地不让唾液分泌，如脾虚引起的口水过多应通过健脾益气等方法进行治疗。

2. 流口水时的护理

孩子流口水，要注意及时擦去，不过不要过于用力，轻轻拭干即可，以免损伤局部皮肤。另外，可常用温水清洗口唇部，然后涂上润肤霜。年龄小的宝宝最好戴上围嘴并勤加更换。

口水增多有时会伴随辅食的添加而出现，这提示家长要按照食物的软硬特性按顺序添加，这样宝宝口周的肌肉才能得到有效锻炼，尤其是吞咽、咀嚼等动作的锻炼。

3. 中医食疗，健脾止涎有妙招

中医学有一个常用的健脾方，名字叫作参苓白术散，治疗小儿流口水非常管用，不但可健脾益气、固涎摄唾，而且可增进食欲助消化，为生长发育助力。

除了经典方剂，中医食疗方也是不错的选择，既不引起孩子的抗拒，也能达到治病的效果。

（1）白术山药茶

材料：炒白术15克，炒山药30克。

做法：将白术、山药洗净后放入锅中，加水煎汤，加点糖，当茶服用。注意，这个方子里的糖，最好是红糖。不分疗程，以愈为度。

（2）益智粥

材料：益智仁30～50克，茯苓30～50克，大米30～50克。

做法：先把益智仁和白茯苓烘干，后一并放入碾槽内研为细末备用；

将大米淘净后煮成稀粥，待粥将熟时，每次调入药粉 3～5 克，稍煮即可；也可用米汤调药粉 3～5 克稍煮。每日早晚 2 次，每次趁热服食，连用 5～7 天。有能益脾、温肾、固气的功效，适用于小儿遗尿、小儿流涎。

（3）摄涎饼

材料：炒白术 20～30 克，益智仁 20～30 克，鲜生姜 50 克，白糖 50 克，面粉适量。

做法：把炒白术和益智仁一同放入碾槽内，研成细末；把生姜洗净后捣烂绞汁；把药末同面粉、白糖和匀，再加入姜汁和清水和匀，做成 15～20 块小饼，放入锅内，如常法烙熟，备用。早晚 2 次，每次 1 块，嚼食，连用 7～10 天。具有健脾摄涎的功效，适用于小儿口角流涎，但小儿口腔溃疡所致的流涎忌服。

（4）白术糖

材料：生白术 30～60 克，绵白糖 50～100 克。

做法：将生白术晒干，后研为细粉，过筛；把白术粉同绵白糖和匀，加水适量，调拌成糊状，放入碗内，隔水蒸或置饭锅上蒸熟即可。每日服 10～15 克，分作 2～3 次，温热时嚼服，连服 7～10 天。

第六节 孩子脸上出现白斑是怎么回事

孩子的脸上有时候会出现白斑，哪些原因会导致这些白斑的出现呢？

1. 有可能是"虫斑"

虫斑，一般是指白色糠疹，又称单纯糠疹，春季较为多见，营养不良、维生素缺乏、日晒过度等可能会诱发本病。虫斑大多会自行消退，不必过度治疗。及时补充一些维生素，避免过度清洗，做好护理就可以了。

2. 还有些是"食斑"

随着生活条件的提高，越来越多的孩子容易出现食积。临床观察发现，食积的孩子脸上有时会出现一片一片的白斑，这时就需要尽快消除食积了。

3. 小心"锌斑"

孩子身高、体重长得都非常快，对微量元素的要求也非常高。孩子缺锌时，脸上可能会出现白斑，还可能会出现生长发育缓慢、智力低下、精神不振、偏食、厌食、异食癖、免疫功能差等。如果发现孩子有类似的症状，应及时到医院就诊进一步了解病情。

4. 警惕少见的白癜风

孩子脸上的白斑很少一部分与白癜风有关。白癜风有明显的皮肤表现，白斑表面光滑，周围往往有一圈色素沉着，没有鳞屑或萎缩的现象发生。这类孩子大多有遗传史，如果有宝爸宝妈或其他亲属有白癜风病史，就要高度警惕白癜风的可能了，应及时到医院就诊以明确诊断。

第七节 反复发作的湿疹让家长操碎心

小儿湿疹很常见，是由多种内外因素引起的一种炎症性皮肤病，皮损具有多形性、对称性的特点，瘙痒剧烈，易反复发作。孩子得了湿疹，轻则瘙痒难耐，重则皮肤破损。在积极治疗的同时，家庭养护同样重要。

1. 小儿湿疹，饮食方面要用心

中医学认为，得了湿疹的孩子往往体内湿热之邪比较重，所以清热祛湿排毒是很常见的治法，在饮食上也要注意不要吃会加重体内湿热的食物。下面为大家介绍几种有助于治疗湿疹的食物。

（1）白扁豆

白扁豆，味甘而不甜，气清香而不窜，性温和而色微黄，与脾性最合。湿疹患儿常食白扁豆，脾健运而湿热除，有利于湿疹顽证的治疗。

（2）绿豆

绿豆性凉，味甘，有清热、祛暑、利水、解毒的作用。尤其是急性湿疹属热证的孩子，家长可以熬些绿豆汤给孩子喝，有助于缓解不适。

（3）瓠子

瓠子性寒，味甘，能清热利湿。瓠子适合湿热型湿疹的患儿食用，但需要注意的是瓠子性寒凉，不可多吃。

（4）山药

山药性平，味甘，功在补脾养胃、益肺补肾。中医学认为，脾为后天之本，主运化水湿，湿疹的发生多缘于脾失健运、湿热内生，所以可以让孩子坚持吃一段时间山药，有助于湿疹的治疗。

另外，患有湿疹的患儿可以常喝些绿豆百合汤。做法很简单，将30克绿豆和百合放入锅中后加适量水，炖至熟烂即可，可放入适量白糖调味（还可打成糊状给孩子食用）。绿豆清热解毒，百合滋阴润燥、凉血清热，所以这个食疗方子对小儿急性湿疹有一定的治疗效果。

如果发现母乳喂养的宝宝患了湿疹，那么妈妈要注意忌食辛辣刺激性食物和海鲜类食物，多吃瓜果蔬菜。

2. 患了湿疹的孩子起居方面要"挑剔"

在起居方面，家长要注意，患了湿疹的孩子日常穿着宜选择棉、软、宽松的衣物，避免人造纤维和毛织品直接接触皮肤，不用羽毛枕、被，清洗衣物时要用碱性弱、刺激性小的洗净剂，尽量将异物漂洗干净，勤换枕巾以保持清洁，不宜应用塑料制品，尽量少用或不用纸尿布。孩子居住的房间要凉爽、通风、清洁，应每天给室内通风，使空气流动。

3. 患了湿疹的孩子洗澡有讲究

由于湿疹患儿皮肤表面易寄生金黄色葡萄球菌，可诱发或加重皮肤损害，因此应避免外伤，保持皮肤清洁。夏天孩子容易出汗，洗澡时要注意先用毛巾将汗水擦干，洗浴时用温凉清水轻拭皮肤即可，37℃左右与体温相当的水温比较合适。沐浴液、香皂、护肤品等应选择添加成分简单、刺激性小的品种，不要使用刺激性强的沐浴露，最好选择偏弱酸性、接近皮肤正常酸碱值的品种。洗澡后应立刻擦干身体，及时涂润肤霜。

第八节　小儿多汗，要分自汗和盗汗

大多数情况下宝宝出汗稍多是正常的生理现象，生理性多汗与外界气温高、穿衣过厚、饮热汤、情绪激动、活动量大等有关，不用太过担心。

但是，也有很多孩子的多汗是病理性多汗。中医学讲"汗为心之液"，汗液为心血所化生，由精气所化，不可过泄。

1. 自汗还是盗汗，傻傻分不清

病理性汗出有自汗、盗汗之分，一般认为盗汗多属阴虚，自汗多为气虚。

自汗，是由气虚不能固摄汗液造成的，这类孩子一活动就会出汗。所以有些妈妈会描述，小孩子稍一活动，汗珠就开始一颗颗滚下来，甚至像刚洗过澡一样，这就是自汗的典型表现。

盗汗，也就是夜间睡着之后出汗，形象地说，汗液就像夜里的小偷一样悄悄出现，所以孩子会表现为在入睡之后出汗。

2. 孩子出汗多，可以这样护理

（1）给孩子穿纯棉、柔软的衣服

对于多汗的孩子，家长应该给孩子选择纯棉的衣服及床单被褥等，这样能够很好地吸汗，孩子会觉得比较舒适。

（2）及时晾晒孩子的衣服和被褥

过于潮湿的衣服和被褥就是滋生细菌的温床，孩子长时间接触容易诱发各种皮肤病。所以要定期晾晒孩子的衣服和被褥，防止衣物受潮导致孩子皮肤过敏。

（3）勤洗澡

出汗多的孩子要勤洗澡，不要让汗液长时间停留在身上，洗澡时水温也要适中，时间不可过长，3～5分钟即可，洗后可以擦一些爽身粉，帮助身体保持干燥。

（4）经常给屋子通风换气

适宜的居室环境也是非常重要的，家长们要坚持每天给房间通风换气，尽量做到每天开窗10～30分钟，同时调节好室内温度。

（5）及时补锌

出汗时，锌元素容易通过汗液被排至体外，所以多汗的孩子往往缺锌，可以进行适当的补充，如适当多吃一些鱼肉等。

3. 中医治疗多汗有妙招

对于自汗，中医学经典方剂玉屏风散等有很好的预防作用，疗效较佳。如果孩子自汗的症状不重，可以试一试红枣黄芪茶、红枣浮小麦茶，从而起到收敛止汗的作用。盗汗一般被分为阴虚型或者气阴两虚型，所以可以用滋阴补气的方法，如应用红枣黄芪茶、北芪莲子百合水、太子参麦冬煲猪肉汤等食疗方来改善。

（1）红枣黄芪茶

材料：黄芪15克，红枣5枚。

做法：将黄芪、红枣放入锅中，加两小碗水，大火烧开后换成小火煎煮20分钟；将药汁倒出来，再用同样的方法煎一次后将两次煎成的药汁混在一起，捞出红枣，分2～3次给孩子服用，食枣喝汤。

功效：益气，固表，止汗。

（2）北芪莲子百合水

材料：黄芪10克，莲子（去心）10克，鲜百合10克。

做法：黄芪用煲汤袋装好，与莲子同煮至莲子熟烂，放入百合，煮至百合熟，去除黄芪，可加适量糖。让孩子喝水，吃莲子、百合即可。

功效：益气养阴敛汗。

（3）太子参麦冬煲猪肉汤

材料：太子参 10 克，麦冬 5 克，猪肉 100 克。

做法：猪肉切成小块，加入清水，大火烧开后再煮 3 ～ 5 分钟，撇去浮沫；将猪肉捞出，用清水洗净，再次放入锅中，加入清水，放入太子参、麦冬，煮至肉熟，适当调味，喝汤食肉。

功效：益气养阴。

还有一点需要提醒家长，小儿长期多汗还要警惕结核病、佝偻病等，因此要密切关注孩子的各项身体情况，及时到医院就诊明确病情。

第九节　小儿手足口病，没那么可怕

手足口病让很多家长谈之色变。每年的 4 ～ 9 月是手足口病的高发期，在高发期到来之前，父母应该怎么做才能让孩子尽量远离手足口病呢？下面让我们一起来了解一下什么是手足口病及应当如何预防。

1. 揭开手足口病的面纱

手足口病也被称为"手口足综合征"，是一种由感染肠道病毒而引起的急性传染病，潜伏期一般为 3 ～ 7 天，没有明显的前驱症状，多数孩子是突然起病，常见于 5 岁以下儿童，3 岁以下发病率更高。手足口病极具传染性，所以家长在发现孩子患有手足口病的时候一定要及时治疗。一般情况下经过相关治疗，手足口病患儿能在一个星期左右的时间内恢复健康。

大多数患儿症状轻微，主要表现是手、足、口腔等部位出现斑丘疹、疱疹，还有些患儿的臀部、大腿内侧、会阴部、膝、肘等部位也会出现疱疹。同时，有些孩子还会出现发热症状。

孩子得了手足口病，还会伴随烦躁、咳嗽、头痛、流鼻涕、哭闹、流口水、厌食等表现。临床上小儿手足口病的症状可总结为"四部"和"四不"："四部"是指病邪主要侵犯手、足、口、臀四个部位；"四不"是指临床表现多为不痛、不痒、不结痂、不留瘢痕。

2. 为什么在家长眼中手足口病那么可怕

虽然绝大多数孩子得了手足口病后只要及时接受治疗都能康复，但是也有少部分孩子因为没有得到及时治疗而出现严重的变证，比如有的手足口病患儿会继发四肢麻木、抖动，甚至癫痫，还有少数患儿可并发无菌性脑膜炎、脑炎、急性弛缓性麻痹、神经源性肺水肿和心肌炎等，个别重症患儿病情进展快，甚至可引发死亡。所以，孩子如果患了手足口病，一定要及时到医院接受治疗。

3. 如何截断手足口病的传染途径

手足口病是一种传染性很强的疾病，因此让自己的孩子避免患上手足口病的重要措施就是要尽量避免接触传染源。那么，手足口病的病毒是怎样传播的呢？主要有三种途径。

一是胃肠道传播：即粪 – 口途径。

二是呼吸道传播：可经飞沫传播，如咳嗽、打喷嚏等都可造成病毒传播。

三是接触传播：接触其他患儿的口鼻分泌物、皮肤或黏膜疱疹液、被污染的手及物品等。

知道了以上三种传染途径，就能明白应当如何进行预防了。

胃肠道传播提示我们要注意让孩子养成勤洗手的习惯，饭前、便后要洗手；呼吸道传播提示我们要告诉孩子，不要对着别的小朋友打喷嚏，别的小朋友打喷嚏时自己要注意避开，在手足口病高发期，不要带孩子到人员密集的地方去玩耍；接触传播提示我们要注意给孩子的衣服、餐具、玩具等进行清洗消毒。

4. 孩子得了手足口病，应当细心护理

孩子得了手足口病，除了要及时接受系统的治疗外，家庭护理也非常重要。科学护理有助于疾病的痊愈，本来一星期才能好的疾病，如果护理得当，四五天就康复了，那孩子是不是就少受几天罪呢？所以让我们一起

来看看家庭护理应当怎样做吧!

（1）做好自我隔离

在及时就医的同时，要让孩子避免与外界接触。保持室内空气新鲜、流通，要减少人员进出孩子的房间，更不要在孩子的房间里吸烟，以防空气污浊，造成继发感染。孩子用过的衣服、被褥等要及时清洁并彻底消毒，衣着要舒适、柔软，经常更换。如果屁股上有疱疹，应及时清理大小便，保持局部清洁干燥。手足部出现疱疹要注意保持皮肤清洁，剪短宝宝的指甲，必要时包裹宝宝双手，防止抓破皮疹，造成二次感染。

（2）及时监测体温

小儿患手足口病后如出现低热或中度发热，可让宝宝适当多喝水，必要时可以进行物理降温。若出现高热，则应尽快到医院就诊。

（3）做好起居、饮食护理

得了手足口病的孩子最好卧床休息一周左右，多喝温开水。孩子得了手足口病后口腔里会出现疱疹，这时候吃饭会感觉疼痛，所以饮食上要以牛奶、豆浆、米汤、蛋花汤等清淡、温性、可口、易消化、柔软的流质食物为主，少食多餐，禁食冰冷、辛辣等刺激性食物。为了进食时减少疼痛，食物要尽量不烫、不凉，味道要不咸、不酸。必要时可以用吸管吸食，这样可以减少食物与口腔黏膜的接触，但要注意慢食，以防误吸。

（4）口腔护理

患儿会因口腔疼痛而拒食、哭闹不眠等，因此要保持口腔清洁，饭前饭后用生理盐水漱口，如果孩子掌握不好漱口的方式，家长可以用棉签蘸生理盐水轻轻地帮助孩子清洁口腔。

第四章

让孩子不感冒、不发烧、不咳嗽

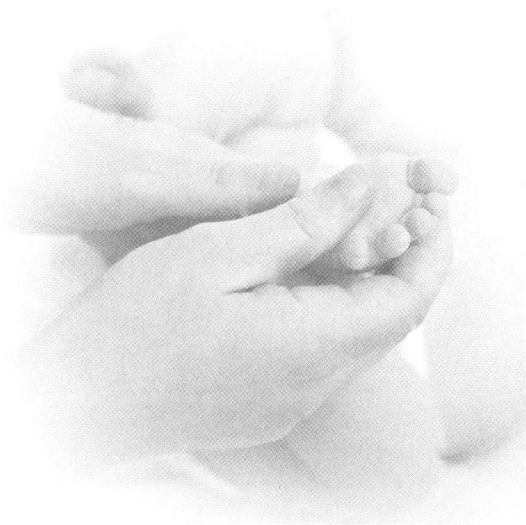

第一节 鼻子的问题——说说小儿鼻炎

宝宝初到这个世界时就像刚从地里冒出来的小嫩苗一样，虽然生命力旺盛，但也特别容易生病，比如换季的时候，宝宝的小鼻子就特别容易受到侵袭而诱发鼻炎。鼻炎与感冒的症状相似，所以在小儿鼻炎发病的时候，家长常会认为孩子是感冒了，或者分不清鼻炎的种类，从而延误了治疗的最佳时机，导致小儿鼻炎久治不愈。

1. 五花八门的鼻炎

小儿鼻炎的种类有很多，最常见的有以下三种。

（1）急性鼻炎

急性鼻炎是最常见的鼻炎类型。感冒时宝宝鼻腔黏膜肿胀、血管充血，起病时可有轻度恶寒发热，全身不适，鼻咽部灼热感，鼻内发干、发痒，打喷嚏等，一两天后会逐渐出现鼻塞的情况，流大量清水样鼻涕，嗅觉减退，也可能会出现头痛的情况，三五天后清鼻涕会变为浓鼻涕，鼻塞加重。如无并发症，1周左右可恢复正常。

（2）慢性鼻炎

小儿慢性鼻炎的主要表现是鼻塞、嗅觉减退等。慢性鼻炎患儿在白天活动的时候鼻塞等症状会减轻，但是到了晚上休息的时候又会加重。躺下睡觉时，宝宝总会感到鼻塞，甚至睡着后用嘴呼吸，侧卧时下方鼻腔阻塞，上方鼻腔通气良好，当换方向侧卧时，鼻塞又会出现于另侧鼻腔。慢性鼻炎可由急性鼻炎经久不愈发展而成。

（3）过敏性鼻炎

变应性鼻炎，又称过敏性鼻炎，患儿常为过敏体质或有变应性鼻炎家族史。如果孩子一年四季都经常发病，称为常年性过敏性鼻炎；如果只是在某一季节中发病，则称为季节性过敏性鼻炎。过敏性鼻炎发作时，一般可见鼻黏膜苍白、水肿，鼻内大量清水样鼻涕滞留等。

2. 孩子得了鼻炎，越早治疗越好

得了鼻炎的宝宝，鼻黏膜被反复刺激，鼻腔后部的腺样体增生的概率会增加，腺样体增生会堵住鼻腔，影响呼吸，会反过来加重鼻炎的不适症状，形成一种恶性循环。

宝宝正处在身体快速发育的阶段，如果鼻炎没有得到及时的治疗，会产生很多危害。鼻黏膜充血肿胀，宝宝会感到鼻塞，为了获得必需的氧气，宝宝就会张口呼吸，久而久之面容就会发生改变，如上唇上翘，下颌骨下塌，两颗门牙突出，咬合不良，也就是俗称的"龅牙"等。除此之外，鼻炎还会因缺氧带来头痛、头晕、头胀等，如果鼻炎反复发作引发鼻窦炎，急性发作时也会引起头痛。长期鼻炎导致的大脑缺氧会使宝宝注意力难以集中，记忆力减退，甚至会不同程度地影响学习成绩。

3. 预防鼻炎，我们可以这样做

（1）尽量避免受凉感冒

感冒是急性鼻炎的罪魁祸首，因此需要注意尽量不要受凉。鼻炎反复发作的话容易转变为慢性鼻炎，病程长，不易痊愈。

（2）减少接触过敏原

患有过敏性鼻炎的孩子要尽量减少接触过敏原，注意保持室内空气清新，经常开窗通风。另外，对花粉或沙尘过敏的孩子，在室外空气质量不好的情况下应减少外出，如果必须外出，应当戴上口罩，并尽可能缩短外出时间。

（3）增强免疫力

中医学讲"正气存内，邪不可干"，预防鼻炎最重要的还是要增强孩子的抵抗力，保持作息规律，适当加强锻炼等。

4. 得了鼻炎怎么办

（1）盐水洗鼻治鼻炎

配制盐水（瓶内放入食盐两匙，重5～6克，100毫升左右的开水稀释后冷却），用牙签卷上棉球蘸盐水清洗鼻孔，然后把药棉暂留鼻孔内，此时或头上仰或身平躺，用食指和拇指按鼻两侧，稍用力吸气，使棉球上饱蘸的盐水流入鼻腔内，再流入咽喉部。开始时可能会感到鼻内辛辣难忍，几次后即可适应，也可先用淡些的盐水洗，适应后逐渐加浓。

（2）按摩眼眶治鼻炎

双手食指按在两侧下眼眶边上的很浅的小坑上，稍用力揉动一二百下，每天不少于两次，坚持一段时间后即可起效。操作时一定要注意保护好孩子的眼睛。

（3）正确处理鼻涕、鼻痂

宝宝鼻涕不多时不建议清理太勤，否则容易刺激鼻腔，导致黏膜充血。

5. 得了鼻炎鼻涕多怎么办

（1）流稀鼻涕的处理方法

如果有稀鼻涕流出，可以用棉签或卫生纸轻轻拭去（宝宝皮肤细嫩，不建议反复擦拭）。

（2）鼻涕多、浓的处理方法

如果鼻涕很多、很浓的话，可以先滴两滴生理盐水到宝宝的鼻孔里，稀释一下浓鼻涕（平时家里可以用眼药水瓶装一些生理盐水备用）。浓鼻涕被稀释后，宝宝再打喷嚏或擤鼻涕时，鼻涕往往很容易地就出来了，孩子也就会感觉舒服许多。

（3）干硬鼻痂的处理方法

干硬的鼻痂应避免硬取，可以先挤一点水到宝宝的鼻腔口处，用食指轻轻按压两下鼻翼，然后不要碰触，过一会儿试着用棉签转出已经软化的鼻痂，或者等宝宝打喷嚏时，鼻痂可自然掉落出来。

第二节　流清涕、流黄涕——说说小儿感冒

小孩子的抵抗力还没有发育完全，每年可能都会得几次感冒。中医学的感冒相当于西医学的急性上呼吸道感染，也就是医生们常说的"上感"。很多宝爸宝妈们一遇到孩子感冒就想着清热解毒、抗病毒，这个想法是非常错误的。遇到感冒后，首先要辨别孩子得的是风寒感冒还是风热感冒。

1. 鼻涕是"坏蛋"吗

我们的鼻腔内附着一层黏膜，黏膜上的杯状细胞会不停地分泌黏蛋白，再加上从黏膜下腺体中分泌出的液体，毛细血管渗透出的组织液，以及沿着鼻泪管留到鼻腔中的眼泪，就混合成了鼻腔中的黏液，这种黏液就是鼻涕，是鼻子的保护膜。正常的鼻涕是清亮、透明的，里面的成分大部分是水，还有一些黏蛋白、各种抗体和可溶盐。

鼻涕帮我们润湿并温暖吸入的空气，还能黏住空气中的粉尘和细菌，它的存在形成了一个天然保护屏障。同时，鼻涕中还含有少量的抗体和溶菌酶，可以帮助我们杀死微生物，抵御它们的侵袭。

所以，正常情况下鼻涕并不是"坏蛋"。

2. 风寒感冒与风热感冒

风寒感冒是由风寒之邪外袭，肺气失宣所致，指外感风寒引起肺卫功能失调出现的一系列不适症状，通俗一点来说就是我们日常所说的着凉感冒。孩子得了风寒感冒常常会表现为流清鼻涕，恶寒无汗，发热，咳嗽痰

白，舌苔薄白等。中医学把风寒感冒叫作风寒表证，治疗方法是解表散寒。

风热感冒是风热之邪犯表，肺气失和所致。其症状表现为发热重，微恶风，头胀痛，有汗，咽喉红肿疼痛，咳嗽，痰黏或黄，鼻塞，流黄涕，口渴喜饮，舌尖边红，苔薄白微黄，多见于夏秋季。中医学认为，风热感冒是感受风热之邪所致的表证，治疗方法是辛凉解表。

家长们可能会好奇，应该怎样辨别孩子得的是风寒感冒还是风热感冒呢？细心的读者会发现，一个很重要的鉴别点就是看孩子流的是清鼻涕还是黄鼻涕。

3. 得了风寒感冒，鼻涕由清变黄是快好了吗

小时候，老人看到孩子的鼻涕由清变黄就会说感冒快好了，其实这是根据疾病的发展时段来说的，而不是根据疾病的严重程度来说的。因为患风寒感冒时鼻涕常常是由清变黄，再由黄变清，最后消失。

但是家长们要注意，鼻涕由清变黄并不一定就提示病情好转。相反，这很可能意味着感冒更严重了。孩子刚开始感冒的时候，流出的鼻涕大多是清鼻涕，这主要是身体对外部环境，或者侵袭的感冒病毒做出的一种刺激性反应，这种情况很快就会自行消失。但是如果清鼻涕转变成黄鼻涕的话，则提示身体内部可能出现了炎症，尤其当黄鼻涕比较黏稠，甚至伴有脓臭味的时候，提示可能出现了鼻窦炎等。

4. 治感冒的小妙招

多数情况下，孩子的感冒是由病毒感染引起的，属于自限性疾病，即使不用药，一般一个星期左右就痊愈了。所以，如果孩子感冒的症状没有影响到生活，比如饮食、睡眠等，不一定需要立刻服用感冒药。得了感冒后除了多喝水、多休息以外，一般不需要特殊的治疗。

但是，如果孩子出现了发热，一定要及时带孩子到医院就诊。另外，

高热时呼吸频率增高，出汗过多会使人体丧失大量水分，所以要让孩子适当多喝水，增加尿量，有利于促进体内毒素排出。如果是中低热，家长可以用温水浸湿软毛巾后稍挤压使毛巾不滴水，折好后置于孩子前额，每 10 ～ 15 分钟更换一次，也可以使用退热贴。

下面为大家介绍两个非常实用的小验方，制作过程比较简单，效果也非常明显。

（1）风寒感冒——生姜葱白红糖饮

材料：葱白 1 根（约 15 克），生姜 3 片，红糖适量。

做法：葱白切段，与切好的姜片一同放入锅中后加适量水，烧开后加入适量红糖，小火煮 5 分钟即成。

服法：一定要趁生姜葱白红糖饮温热的时候给孩子服下，不要放太凉，喝下后注意保暖，汗出之后，风寒即解。

（2）风热感冒——萝卜甘蔗双花饮

材料：萝卜、甘蔗各 500 克，双花（即金银花）10 克，淡竹叶 5 克，白糖 50 克。

做法：将萝卜、甘蔗洗净切块，与双花、淡竹叶一同入锅，水煎取汁，加入白糖后即成。

服法：代茶饮。每日 1 剂。具有消积化热、润燥止痛的功效。用于治疗风热感冒之发热、咽喉肿痛。

第三节 嗓子痛——说说孩子的扁桃体

很多孩子一感冒就会引起扁桃体发炎，嗓子痛，而且扁桃体发炎后容易引起发热，孩子受罪，家长担心，因此有些家长萌生了把扁桃体切掉的想法。

我在这里提醒家长们：小儿扁桃体，不到万不得已切不得！

扁桃体是孩子的呼吸系统抵御病邪的第一道防线，一旦切除就会丧失掉这一道防线，就等于把气管和肺暴露在病菌之下，孩子一旦得病将更加严重。况且，扁桃体在孩子逐渐长大，身体各部的免疫力提高的过程中会逐渐萎缩，扁桃体经常发炎的情况将会得到缓解。

1. 扁桃体是一个什么样的器官

咱们常说的扁桃体，通常是指腭扁桃体。腭扁桃体位于咽部，左右侧各有一个，在腭舌弓与腭咽弓之间，呈卵圆形，其黏膜表面为复层扁平上皮所覆盖，上皮向扁桃体实质内部陷入，形成许多扁桃体隐窝，隐窝中含有脱落的上皮细胞、淋巴细胞及细菌等。家长们带孩子到医院看病的时候，儿科医生常常会拿一个小手电，让孩子张开嘴巴，同时用压舌板压住孩子的舌头，快速一按就可以看清扁桃体的情况了。

当孩子因为受凉等原因出现抵抗力下降、上皮防御能力减弱、腺体分泌功能降低时，扁桃体就会遭受病菌感染而发炎。出现急性扁桃体炎时，扁桃体表现为发红、肿大、凹凸不平，特别是会有白点或脓液渗出。孩子常伴有一定程度的咽黏膜及咽淋巴组织的急性炎症，起病急，咽痛、畏寒、发烧等症状明显。

2. 预防扁桃体反复发炎，先要找到病因

孩子扁桃体发炎容易引起高热，所以预防扁桃体反复发炎非常重要。以下是诱发扁桃体发炎的最常见的三个原因。

（1）身体抵抗力差

抵抗力差的孩子容易出现扁桃体反复发炎的情况，因为抵抗力差的孩子更容易受到细菌感染，从而诱发扁桃体炎。因此，家长要重视对孩子体质的提高，提高抗病能力，这样可以降低孩子患扁桃体炎的风险。

（2）偏食或挑食

孩子偏食或挑食容易导致营养不良，营养不良会引起免疫力下降，而免疫力下降容易导致扁桃体炎的发生。因此要注意让孩子合理饮食，保证维生素的摄入量，让孩子多吃些蔬菜和水果，改正偏食或挑食的习惯。

（3）有害气体刺激

雾霾天气尽量不要让孩子外出，平时要注意保证室内空气的流通，保持室内空气清新，不要在孩子面前抽烟，这样可以减少有害气体的吸入，否则会对呼吸道造成严重的刺激和损伤。

3. 学会这些，防治扁桃体炎

（1）多呼吸新鲜空气

污浊的空气很容易引起孩子扁桃体发炎，因此我们要尽量让孩子多呼吸新鲜空气，可以经常到空气清新的郊外活动，家中经常通风等。

（2）注意口腔清洁

注意孩子口腔的清洁卫生，要让孩子养成勤刷牙的好习惯。

（3）饮食清淡

如果孩子患了扁桃体炎，可让孩子吃些清淡的饭菜，并且要注意营养的合理搭配，少吃甜食和刺激性的食物，如蛋糕、辣椒等。可以吃一些含水分多又易吸收的食物，如稀米汤、果汁、甘蔗水、马蹄水、绿豆汤等。在吃得清淡一些的同时，营养也要加强，这样孩子才能尽早恢复。孩子咽部不适时吃东西会有疼痛感，所以需要注意饮食不要过热，可以吃得温凉一点，以减轻疼痛。

第四节　再往下就是支气管炎了

我们在前面的内容中讲过，中医学的感冒，相当于西医学的急性上呼吸道感染，一般情况下患病一周左右后就好了。如果孩子咳嗽、发烧总是不好，那么宝爸宝妈们就要注意了，孩子可能已经从上呼吸道感染向下延伸，发展为下呼吸道感染了。其中，下呼吸道感染中很常见的一类疾病就是支气管炎。

支气管炎的症状与感冒还是有区别的。临床上，小儿感冒主要表现为咳嗽、发热、鼻塞流涕等，而支气管炎则会表现为晨起及夜间咳嗽明显、咳嗽有痰、咳声重浊等，病程也会更长。如果您的孩子出现上述晨起咳嗽明显等症状，且 10 ～ 14 天还不见好，一定要考虑支气管炎的可能，可不能只当它是普通感冒了，应当抓紧时间到医院就诊。

1. 患有支气管炎的孩子为什么爱咳嗽

支气管炎是指气管、支气管黏膜及其周围组织的非特异性炎症。病毒或细菌的反复感染是引起或加重这种支气管非特异性炎症的主要原因之一。气温下降时呼吸道小血管痉挛缺血，防御功能下降，利于致病；吸烟、烟雾粉尘、空气污染等慢性刺激也是其常见病因。如果在咳嗽的时候，家长感觉孩子的咳音很深而且有痰，或者宝宝在睡眠中也能听到喘息或是痰鸣声，就要怀疑是不是患上支气管炎了。

2. 支气管炎也分急性与慢性

支气管炎也有急、慢性之分。对儿童来说，急性支气管炎的发病率更高，慢性支气管炎相对少一些。

急性支气管炎起病较快，大多先有上呼吸道感染的症状，2～3天后咳嗽加重，痰黄质黏，可伴有胸骨后闷胀或疼痛，多伴有发热。发热等全身症状多可在3～5天内好转，但咳嗽、咳痰等症状常持续2～3周后才可恢复。

慢性支气管炎以长期、反复且逐渐加重的咳嗽为突出症状，伴有咳痰。咳痰情况与合并感染与否有关，时轻时重。还可伴有喘息，病程迁延。因此，当孩子出现急性支气管炎的症状时要及时带孩子到医院就诊，调理孩子的体质，避免转变为慢性支气管炎。

3. 孩子得了支气管炎，家长可以这样做

孩子得了支气管炎，除了及时就医接受治疗，家长还可以在护理上进行注意。如果孩子有痰的话，需要经常帮助孩子更换体位，多拍拍背，这样可以促进痰液排出。

对于经常会得支气管炎的孩子，用三伏贴也是很好的一个选择。俗话说"冷在三九，热在三伏"，三伏天出现在小暑与处暑之间，是一年中最热、最闷、最潮的时间。"冬练三九，夏练三伏"，三伏天人体腠理疏松、经络气血通畅，是温煦肺经阳气、温散内伏寒邪的最好时机。三伏贴可持续刺激穴位、疏通经络、温阳散寒，调节人体的肺脾肾功能，从而达到振奋阳气、促进气血运行、祛除寒邪、提高卫外功能的效果。

孩子得了支气管炎，有个食疗方效果也非常好，这就是杏仁大米茶。

材料：甜杏仁80克，大米30克。

做法：甜杏仁用开水浸泡5分钟，去掉外皮，洗净，切成小粒，再用冷水浸泡，大米洗净后，也用冷水浸泡约30分钟；将杏仁粒和大米磨碎，加入450毫升清水，过滤，将滤出的碎粒倒入锅中；将锅放置在火上，加入清水300毫升，边煮边搅，直至煮成浓汁，盖上锅盖，熄火静置5分钟即成。

第五节　什么是毛细支气管炎

在上一节中我们介绍了支气管炎的相关内容，想必大家对于这个疾病都不陌生。可是医院里有些孩子被诊断为"毛细支气管炎"，这可能会让家长有些困惑，什么是毛细支气管炎呢？

毛细支气管炎的病变主要发生在肺部的细小支气管，也就是毛细支气管，所以这种疾病被命名为毛细支气管炎。

我们已经为家长们介绍了支气管炎，这一节为什么要单独把毛细支气管炎提出来再讲一讲呢？因为它是婴幼儿的常见病。毛细支气管炎，不同于一般的气管炎或支气管炎，临床症状与肺炎相似，但以喘憋为主。

1. 毛细支气管炎真的那么可怕吗

家长们要特别注意，毛细支气管炎的初期症状与普通感冒非常相似，主要表现为鼻塞、流涕、轻咳，但是几天后咳嗽会加重，出现气急、喘憋等症状。因此，家长们一定要注意，如果孩子咳嗽伴有喘憋，一定要及时到医院就诊接受治疗，以免错过最佳治疗时间。

毛细支气管炎容易被忽视，虽然经过系统的治疗，预后多数是良好的，但需要注意的是，一部分患过毛细支气管炎的婴幼儿日后可能出现反复喘息，继而发展为小儿哮喘。因此，我们要积极防治小儿毛细支气管炎。

2. 毛细支气管炎防治攻略

毛细支气管炎多发生在年龄较小的婴幼儿身上，因此家长要特别注意对孩子的护理。

（1）注意保暖

温度的骤然变化、寒冷的刺激等可降低支气管黏膜局部的抵抗力，加重病情。因此，家长要随气温变化及时为孩子增减衣物，尤其在睡觉时要盖好被子。有些家长模仿"鹰爸""虎妈"，在寒冷的天气里给孩子穿很少的衣服，这种方式是不提倡的，不要盲目地对孩子进行耐寒训练。

（2）适当多饮水

家长平时应让孩子适当多喝白开水，以促进代谢物的排泄，还有助于保持鼻黏膜湿润，抵御外邪。

（3）保持鼻腔湿润

家长要注意观察孩子的鼻腔，当感觉鼻腔干燥时，可以用生理盐水喷鼻。保持呼吸道的湿润，能够在鼻黏膜上形成一层防护膜，从而抵御外邪的侵袭。

（4）保持良好的居室环境

孩子所处的居室要温暖，通风和采光应良好，并且空气中要有一定湿度，防止过分干燥。不应在孩子所处的环境中吸烟。

（5）少去公共场所

在天气情况不佳、流感等疾病爆发的季节，应尽量避免去人多的公共场所，外出时佩戴口罩，避免将孩子暴露在吸烟的环境中。

第六节 吓人的肺炎

前几天一位朋友给我打来电话，说他家宝宝虽然只有 10 个多月大，但自出生以来已经得过 2 次肺炎，每次都是先感冒然后发展成肺炎，让人很是揪心。很多家长都有相似的感觉，带孩子到医院看病时，如果大夫说孩子得了肺炎，自己的神经一定马上紧绷起来。为什么肺炎这么吓人？

1. 什么是肺炎

肺炎属中医学"肺炎喘嗽"范畴，是儿童比较常见的一种肺部炎症，患儿年龄越小，发病率越高，病情往往越重。婴幼儿由于其免疫功能发育还不成熟，感受病邪后容易诱发肺炎。我们在前几节中讲了感冒、支气管炎、毛细支气管炎等，这些疾病都有其发展的先后顺序，而肺炎基本可以称得上是呼吸系统炎症的终点了。

肺炎常由上呼吸道感染（也就是我们常说的鼻炎、咽炎、扁桃体炎等的总称）经过支气管炎、毛细支气管炎等一步一步发展而来。我们人体的呼吸系统有着强大的防御机制，一般的呼吸道感染也不是那么容易就会引起肺炎的，只有在我们自身的抵抗力下降、存在呼吸道结构异常或者感染的病原体过于强大时才会导致肺炎的发生。

中医学认为，小儿肺炎发生的原因主要有外因和内因两大类。外因主要是孩子感受风邪，或由其他疾病传变而来，内因主要是孩子因为年龄小，本身形气未充，肺脏娇嫩，卫外不固。也有些孩子因为早产等原因先天禀赋不足，或者后天喂养失宜，导致反复生病，身体虚弱，正气虚衰，因而容易因感受外邪而生病。

孩子得了肺炎后，除了发热、咳嗽、气促等呼吸道症状外，大多还会伴有精神萎靡、烦躁不安、口唇发青或发紫、胸痛、食欲不振、腹泻等全身症状。早期体温多在 38 ～ 39℃，后期甚至可能会高达 40℃。不过这些症状不一定都会出现，有的患儿仅出现 1 ～ 2 种症状。

另外，家长带孩子到医院看病的时候，常常会看到大夫用听诊器听听孩子的肺部，这是因为在肺炎患儿吸气末期往往会听到"咕噜咕噜"的细小水泡音，这种声音是肺炎患儿的重要体征之一。

2. 小儿推拿的妙用

孩子患上肺炎的时候，家长们应及时带孩子到医院接受治疗。小儿推拿对于肺炎也有积极的治疗效果。

（1）推脊

脊从第 1 胸椎到尾椎端呈一直线，大概就是孩子背部正中，从脖子到屁股的位置。用食、中二指螺纹面自上而下作直推，推 6 ～ 9 次或更多，用于治疗发热。可加天柱骨（一般指第 4、5、6 颈椎的合称）一起自上而下直推，清热作用更强。

（2）揉天突

天突穴位于颈部，在前正中线上，胸骨上窝中央。家长可用中指端在小儿天突穴处按揉 10 ～ 20 次，可用于治疗咳嗽气喘、咳痰不爽等。

第七节 流感的传染性为什么这么强

儿科门诊上经常遇到这样的情况：家长带着孩子来看病，说班里很多孩子都感冒了。其实，孩子们患上的很可能就是传染性较强的流行性感冒，也就是咱们常说的"流感"。

流感，是流感病毒引起的急性呼吸道传染病，传染性强，传播速度快。流感主要通过空气中的飞沫经呼吸道传播，也可通过被污染的手或物品接触传播。这种病通常起病急骤，咳嗽、流鼻涕等呼吸道症状较轻，发热、疲乏无力等全身症状较重。相对于普通感冒，流感的典型症状是急起高热、全身疼痛、显著乏力和轻度呼吸道症状。

1. 流感传播的秘密

流感具有非常强的传染性，主要通过空气飞沫传播。一个喷嚏中就可能含有上百万个微粒，而微粒中含有的病毒、细菌更是不计其数。如果是在密闭的空间，流感的传染性可想而知。

2. 避邪气，防流感

众所周知，流感病毒的传染性非常强，经常暴露在流感病毒弥漫的环境中会增加感染的风险。所以我们首先需要做的就是让孩子尽量减少接触流感病毒的机会，比如不要带孩子去人员密集的场所，出门佩戴好口罩等。

很多人冬天都习惯紧闭门窗以保持室内温暖，但这样会增加患流感的风险，因此时常开窗通风是很有必要的。孩子的常用物品，如床单、衣服等，要经常清洗更换。

另外，孩子的双手每天都会接触到各种地方，比如电梯按钮、门把手等，而这些地方有可能聚集了大量的病毒，所以培养孩子勤洗手也是预防感染的关键措施之一。

3. 扶正气，防流感

一些父母因流感带孩子到儿科门诊就诊时总是特别发愁，说别的孩子都没事，为什么自己的孩子这么容易患上流感。其实，这个问题早在几千年前古人就为我们做了解答，比如《黄帝内经》说"正气存内，邪不可干"，有些孩子反复得流感的原因与体质较差有很大的关系，因此增强孩子的抵抗力才能"治本"。

4. 预防流感小妙招

（1）接种流感疫苗

接种流感疫苗是预防流感的有效方法之一，一般来说 6 个月以上的小儿在除外禁忌证后都可以接种流感疫苗。由于流感病毒发生变异的频率很高，因此应根据实际情况进行补充接种。

（2）流感预防经验方

组成：生黄芪 15 克，刺五加 6 克，大青叶 6 克，生甘草 5 克。

功效：黄芪为气中之长，刺五加可益气健脾安神，两者都能提高人体免疫力；大青叶清火；生甘草和中清热。

服用方法：水煎后放至常温服用，一天两次。需要注意的是，上面的药物剂量为成人量，小儿中药剂量的计算与成人的有所不同，一般来说，5 岁以下的小儿用成人药量的 1/4，5 岁以上的小儿用成人药量的 1/2。方子的使用应在专业医生的指导下进行。

（3）鼓舞正气的姜枣茶

很多孩子可能比较抗拒喝中药，家长可以试着给孩子煮一些姜枣茶来服用。

材料：生姜 5 片，红枣 10 枚。

做法：将生姜、红枣放入锅中，煎汤温服即可。

功效：温中散寒，健脾温胃，鼓舞正气，补益气血。

（4）制作流感香包

每到流感季节都会有人制作流感香包。"闻香治病"是中医特色疗法中的一种，大多是将一些具有芳香、解毒功效的中药放到袋子里，随身携带或者挂在房间里，这样能够起到预防的效果。下面为大家介绍一个常用的防流感香包的制作方法：

组成：丁香、山柰各 3 克，石菖蒲、砂仁、白豆蔻、陈皮各 2 克，甘松、川芎、苍术、藿香、苏合香、冰片各 1 克。

做法：将全部原料打成粉末，混合均匀，装入香囊中，随身佩戴，不时放在鼻下嗅闻。香包的药香味能刺激鼻黏膜，使鼻黏膜上的抗体含量提高，增强孩子的抗病毒能力，对于预防感冒、鼻炎及各种呼吸道传染病有一定的效果。

第八节　孩子发烧能用退烧药吗？
咳嗽能用止咳药吗

　　家长们会用自己所有的爱和精力来呵护孩子，最怕的一件事就是宝宝生病，尤其是夜里反复发烧退不下去、白天"咳儿、咳儿"咳嗽不停。无论白天黑夜，只要孩子生病了，自己再困再累，都会抱着孩子往医院跑。

　　在对发烧、咳嗽不了解时，我们通常会以为他们是"真老虎"，其实了解过后就会发现它们其实是"纸老虎"，不必过于害怕。

1. 孩子发烧能用退烧药吗

　　发烧是孩子身体的免疫系统与疾病进行战斗的过程。孩子发烧虽然不可掉以轻心，但也不必过于紧张。如果孩子精神状态良好，体温在38.5℃以下，家长可不用过于担心，可以给孩子进行物理降温。

　　温敷是非常常用的物理降温的方法，可以将毛巾浸于35℃左右的水中，取出后拧去水分，敷于额头，每3～5分钟更换一次，或者用毛巾擦拭孩子的腋窝、腹股沟等部位帮助散热。退热贴的退热功能主要也是通过物理降温的方法实现的，与传统的外敷方法类似，但使用起来更加方便。

　　发烧是一种症状，感冒、食积、支气管炎、肺炎等都可以引起。有些是轻症，有些相对严重一些。因此，父母除了注意孩子的体温，还应注意孩子的精神状态等其他表现，如果孩子出现嗜睡、精神不振、脸色苍白、哭闹不安等症状，说明孩子已经非常难受了，这时候应及时带孩子到医院治疗。如果孩子的体温超过了38.5℃但又没办法马上去医院，可以先给孩子用上退烧药，再尽快到医院就诊。一般情况下退烧药可每 4 ～ 6 小时使用一次，具体服用方法需遵医嘱。如果孩子在发烧的同时出现了抽搐或以前出现过抽搐，一定要立刻带孩子到医院就诊。

一般情况下，因为新生儿体温调节功能尚未发育完善，新生儿发烧不宜直接采用药物降温。一岁以下的婴儿，一定要在医生的指导下使用退烧药。另外，小儿应慎用阿司匹林，且一般不主张单用激素退热。

2. 孩子咳嗽能用止咳药吗

咳嗽是人体的一项重要防御机制。当呼吸道受到过多分泌物或异物刺激时，就会产生持续或强烈的咳嗽，以促进排出痰液、清除呼吸道异物，所以咳嗽可以清洁呼吸道，帮助使其通畅。如果给孩子用错了止咳药，会抑制咳嗽反应，导致分泌物或异物不能顺利排出呼吸道，不但缓解不了症状，反而可能会诱发更严重的呼吸系统疾病。

家长们肯定会有疑问，孩子一直咳得那么难受，总不能什么都不做吧！其实，止咳药不是不可以使用，而是在用药前一定要注意辨清患病的原因，从源头上解决问题。例如，痰邪引起的咳嗽可以使用川贝母，添加一些辅助的食物后还可做成药膳，不仅食物美味，孩子爱吃，还能够治病。

第九节　孩子是寒咳还是热咳

咳嗽是小儿病症中非常常见的一种了。咳嗽其实不是病，而是一种症状。很多疾病都会引起咳嗽，如感冒、鼻炎、扁桃体炎、支气管炎、哮喘等，也正因如此，很多宝爸宝妈听不得孩子咳嗽，一听见孩子咳嗽就会紧张。

1. 小儿最常见的寒咳和热咳

咳嗽如果细分的话可以分成好几类，这里我们来说一说其中很常见的外感咳嗽。治疗外感咳嗽要辨清寒热，只要把寒热分清楚了，治疗的大方向就不会出现大的偏差。外感咳嗽可根据孩子感受外邪的寒热性质的不同分为风寒咳嗽和风热咳嗽两大类。

（1）风寒咳嗽

这种咳嗽往往是由于感受风寒邪气引起的，经常发生在春天和冬天，主要表现是咳嗽痰稀，色白呈泡沫状，可伴有头痛、鼻塞、流清水样鼻涕、怕冷、无汗、舌淡红苔薄而白等。

（2）风热咳嗽

风热咳嗽是感受风热邪气而引起的病证，主要症状为痰黄稠难咳出，咽干疼痛，口渴欲饮，还会出现发热、头痛、头晕、舌红苔黄等表现。

2. 风寒咳嗽治疗小妙招

寒则热之！孩子患了风寒咳嗽，建议要多注意保暖，不要让孩子吃生冷的食物，外出应注意防护，要戴口罩、穿厚一点的衣服。如果症状较轻，也可以给孩子煮一些生姜杏仁粥、萝卜葱白汤、红糖姜枣汤等以缓解不适。

（1）生姜杏仁粥

材料：生姜5片，甜杏仁6粒，大米30克，红糖适量。

做法：选用干净的陶瓷锅（也可以用不锈钢锅代替），将生姜和大米一起放入锅中，加水800毫升，泡半小时以上，然后用大火烧开，再改小火煮7分钟，随后放入甜杏仁，继续煮3分钟后出锅，不要久煮。出锅后放入适量红糖即成。

功效：本品具有很好的祛寒、止咳的功效。

（2）萝卜葱白汤

材料：白萝卜200克，葱白6根，生姜15克。

做法：将洗净的白萝卜放入锅中，加水3碗，开火先将萝卜煮熟，再放入葱白、切成片的姜，煮至剩约一碗汤的量时关火，出锅即成。

功效：本品可宣肺解表、化痰止咳。可治风寒咳嗽之痰多呈泡沫状，伴畏寒、身倦酸痛等。

（3）红糖姜枣汤

材料：红糖30克，鲜姜15克，红枣30克。

做法：锅中放入鲜姜和红枣，加水3碗，大火烧开后，换成小火再煎20分钟即成，分成早、中、晚三次给孩子服用，服用后孩子微微出汗即愈。

功效：本品可祛风散寒，用于治疗伤风咳嗽、胃寒刺痛等。

3. 风热咳嗽治疗小妙招

孩子如果患了风热咳嗽，家长可以给孩子吃一些有清肺、化痰、止咳功效的食物。下面就为大家列举几个治疗风热咳嗽的常用食疗方。

（1）冰糖炖梨

多项研究表面冰糖炖梨确有止咳作用，但需坚持食用一段时间。梨可减轻咽干喉痒、喉痛失音的症状，经常吃冰糖炖梨可祛除痰热、滋阴润肺。有条件的加一些川贝母同炖更好。

材料：冰糖60克，梨2个（尽量选择汁多皮薄的种类）。

做法：将梨切成小块后放入锅中，加入适量的水，烧至梨表面快要鼓泡的时候加入冰糖，小火持续加热熬煮，可以听到冰糖在水里噼啪作响。40～60分钟后关火，出锅放至常温就可以让孩子喝了。

（2）无花果雪梨水

无花果有润肺止咳、清热润肠的功效，雪梨具有滋阴润肺、养胃生津的功效，特别适合风热咳嗽、食积化热的孩子食用。

材料：无花果10个，雪梨1个。

做法：把无花果掰成两半后放入锅中，加入适量清水，大火煮沸后转中小火煮10分钟，然后放入切成块的雪梨，再煮10分钟即可。也可加入少量陈皮，增强理气祛痰的功效。

第十节 夜咳、晨咳、午后咳……
咳嗽的花样儿可不少

孩子咳嗽，家长们带孩子去看病的时候医生经常会问"孩子咳嗽是早上严重一些还是夜里严重一些？咳嗽的时候有痰还是没有痰……"家长们常常会说自己没有注意这些，疑惑想让医生开点咳嗽药为什么需要问这么多情况。这其实是医生在对孩子的咳嗽进行辨病和辨证，中医讲求辨证用药，只有辨对了证，用药才能准确而快速奏效。

1. 夜咳

有时孩子在夜里睡觉的时候会出现咳嗽，持续不已，影响睡眠质量，究其原因，孩子平躺时，呼吸道中的分泌物容易积聚，从而引起咳嗽。这时，把枕头稍垫高一点能使呼吸道更加畅通，从而减轻夜咳，还可以避免胃中酸性物质涌入呼吸道引起刺激性咳嗽。但需要注意的是，不要只垫高头部，否则会让孩子的头部与脖子、后背形成一个夹角，影响正常的脊柱形态，最好是头部、颈部、背部从高到低同时垫高，形成一个从头到背的斜坡。

不过，垫高枕头只能起到缓解的作用，要想根治夜咳就要追根溯源，治标的同时不忘治本。

另外，还有些孩子夜咳与晚饭吃得过饱有关，这个时候就需要控制一下孩子的进食量了。

2. 晨咳和湿咳

有的孩子会在早晨起床的时候咳嗽，同时咳出很多痰，这属于晨咳。大多数的晨咳属于痰湿咳嗽，也就是常说的湿咳，通常表现为咳嗽痰多，痰白而稀，喉咙间有辘辘的痰声。治疗这种晨咳和湿咳，可以给孩子买一些川贝母打成粉，每次给孩子服用 3～6 克，具有很好的效果。

3. 午后咳

还有些孩子在午后容易咳嗽，这类咳嗽大多与食积有关，可以用鸡内金打粉冲服，或者让孩子吃些大山楂丸消消食，食积除，咳嗽也就止住了。

4. 干咳

干咳是指咳嗽无痰，还可伴有口渴、舌红等表现，这时就需要给孩子滋阴，食疗方银耳百合羹和蒸梨有着不错的效果。

（1）银耳百合羹

材料：银耳 10 克，百合 10 克，冰糖 20 克，蜂蜜适量。

做法：取银耳，清水泡发后放入碗中，放入冰糖、百合，加入适量清水后放入蒸锅，隔水炖 1 小时，取出拌入蜂蜜，每日早晨起来空腹食用。银耳养胃生津，百合止咳祛痰，两者搭配食用，止咳效果较好。

（2）蒸梨

材料：梨 1 个。

做法：将梨洗净去核，上锅蒸熟，每日食用一个。梨有生津润燥、清热化痰等功效，还可以加入少许止咳化痰的川贝母和理气化痰的陈皮，蒸前放入梨心即可，效果更佳。

另外，还有些孩子的干咳与冷空气、灰尘、油烟等有关，接触这些物质后容易引起咳嗽，这时要警惕孩子可能患上了过敏性咳嗽。

第十一节　怎样化痰更有效

治疗孩子的呼吸系统疾病时，化痰是非常重要的方法之一，适用于由痰导致的多种疾患。但是方法有效与否，关键在于是否用对了地方。常用的药物如半夏、陈皮、茯苓、贝母等，到底在什么情况下，采用什么样的药物，首先需要我们细心辨别痰的种类。

1. 小儿常见四种痰

一般来说，我们可以把痰证分为寒痰、热痰、燥痰和湿痰四大类。

寒痰是白色的，且孩子大多有怕冷、爱喝热水吃热饭、舌苔薄白等症状表现。反之，热痰色黄且黏稠，由热邪侵肺或先感受风寒而后转化而来，孩子大多舌质发红，舌苔黄厚。

湿痰呈白色稀水样，孩子还会有身体沉重、容易累、大便稀等症状表现，舌苔薄白或白腻。燥痰则黏稠不易咳出，孩子会感觉到口鼻咽干燥，舌苔薄黄。

2. 寒痰——萝卜葱白饮

小儿寒痰，临床常采用姜半夏、陈皮一类的中药。在饮食上，萝卜葱白饮有温化寒痰的功效，可以煮一些给孩子喝。

材料：白萝卜 1 根，葱白 6 根，生姜 15 克。

做法：将白萝卜切成块儿，放入锅中，加入清水 3 碗。大火烧开后换成小火将白萝卜煮熟，再放入葱白和姜，煮成一碗汤让孩子服用，也可让孩子吃一点煮熟的白萝卜块儿，效果更好。

3. 热痰——川贝雪梨汤

小儿热痰，可以喝一些梨汁，还有一道川贝雪梨汤具有清化热痰的功效。

材料：雪梨 150 克，川贝母 5 克，蜂蜜适量。

做法：雪梨洗净、去核、切块，川贝母洗净、拍碎；将雪梨块、川贝母、蜂蜜放入碗内，加入适量水，盖上盖，放入沸水中，隔水炖 1 小时左右即成。

4. 湿痰——薏米山药粥

祛湿痰，可以多吃些健脾利湿的薏米、山药等食物，并让孩子适量多活动。

材料：薏米 30 克，山药 15 克，大米 30 克。

做法：将薏米、山药、大米洗净，放入锅中，加入适量水煲粥即成。

5. 燥痰——柠檬蜂蜜水

小儿燥痰要注意多喝水，临床常使用北沙参、麦冬等养阴药物。在家中，家长们可以给孩子做一些柠檬蜂蜜水喝。柠檬有止渴生津、化痰健胃的作用，蜂蜜有润肺降燥的作用，两者的结合可谓锦上添花。

材料：柠檬 1 个，蜂蜜适量。

做法：首先把柠檬清洗干净，柠檬皮可以用盐多搓洗几遍，再用清水冲洗干净，接着把柠檬切成薄片，找一个干净的，无水、无油的瓶子，先放入一勺蜂蜜，然后放入一片柠檬，如此反复操作，直到把瓶子装满，最后用蜂蜜封口，放置一两天，让柠檬充分吸收蜂蜜。喝的时候，只要准备一杯温水，夹一片浸满蜂蜜的柠檬放进去泡一会儿即成。这个方子酸甜可口，孩子们会非常喜欢！

第五章
孩子长高是大事儿

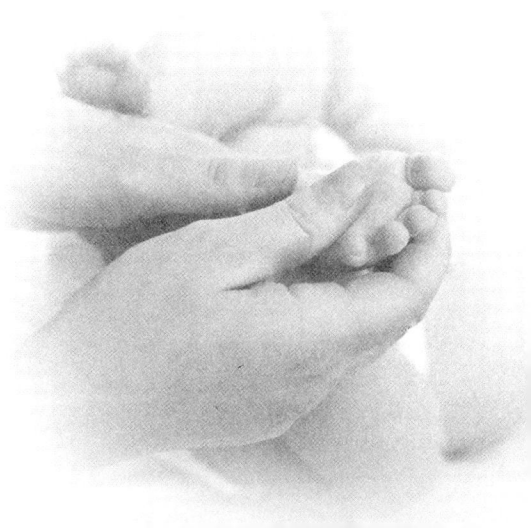

第一节 "爹矬矬一个，娘矬矬一窝"？
我要给宝妈们平冤

孩子的身高是成长过程中家长非常关心的问题。但有句俗语说"爹矬矬一个，娘矬矬一窝"，意思是如果爸爸的个子矮的话，孩子中可能会有一个个子矮，但如果是妈妈个子矮的话，孩子中就不会有个子高的了。其实并不是这样的，我要给宝妈们平冤！

那么，孩子的身高到底是遗传爸爸的还是妈妈的呢？有没有规律？还是完全靠运气呢？

从西医学角度来看，一般来讲在良好环境下成长的孩子，其成年后的身高很大程度上取决于遗传因素，也就是说，孩子成年后的身高可以通过父母的身高粗略地预测。对孩子身高的预测，可以试试下面的公式：

男孩成年后的身高（厘米）≈（父亲的身高＋母亲的身高＋13）÷2±7.5

女孩成年后的身高（厘米）≈（父亲的身高＋母亲的身高－13）÷2±6.0

例如父亲身高170厘米，母亲身高160厘米，那么根据公式，儿子的身高预计在164～179厘米，女儿的身高预计在152.5～164.5厘米。当然，这个公式只是根据统计学推测出来的，孩子成年后的身高还与饮食、运动等后天因素有关，因此孩子可能会长得更高，或者达不到预计身高。

总而言之，孩子的身高是受先天和后天因素共同影响的。

第二节　孩子长多高，
遗传因素和后天因素谁更重要

通过上一节关于身高与遗传因素间关系的论述，大家应该已经了解，孩子的身高与父母的身高有关系，但并不完全取决于父母，后天因素对孩子身高的影响也是不可忽视的。

所以对于孩子的身高来说，遗传因素和后天因素都很重要。

打个很形象的比方，孩子长高的过程就像农民种庄稼，农民在种植前会精心选取质量高的种子，这样丰收的概率会大一些，但即使这样最后的收成也不敢保证，因为这一年的雨水、阳光、肥料等因素都会影响收成。所以，孩子的先天条件再好，如果后天得不到很好的养护，身高很有可能达不到理想预期。

近年来，人们的生活水平大幅提高，一个很鲜活的例子就是，儿童半票身高上限从 1.4 米调整到了 1.5 米，儿童免票身高上限从 1.1 米调整到了 1.2 米，也说明了后天因素对身高的重要影响。

新生儿要保证有充足的营养，母乳是理想的食物，添加辅食时也要注意循序渐进。积极预防佝偻病、慢性消化不良等疾病，如果反复患病，小儿容易生长迟缓，过了生长高峰期后就很难追赶了。另外，在生长发育过程中，家长要督促孩子养成良好的饮食习惯，避免偏食、少吃零食，保持作息规律，经常进行体育锻炼，保证睡眠充足、精神愉快。

第三节 为什么说"孩子的身高是睡出来的"

人的一生有大概三分之一的时间是在睡眠中度过的。睡眠是人类生命活动中的一个重要环节，能够使大脑得到休息和放松，身体的各个器官、各项功能在睡眠的过程中也能够得到很好的修复。对于生长发育中的孩子，充足的睡眠还有一个很好的作用，那就是能够促进长高。

这是为什么呢？当然少不了生长激素的作用了。

由于睡眠可以刺激生长激素的分泌，所以在孩子的生长发育中，充足的睡眠是长高的秘诀。人体生长激素呈脉冲式分泌，睡眠后 1 小时左右分泌达到高峰，每隔 3 ～ 4 小时分泌一次，分泌量大于全天总量的一半，所以保证充足的睡眠有利于身体的生长发育；同时肌肉在睡眠中放松，有利于关节和骨骼的放松和拉伸。

1. 好环境才有好睡眠

人的大脑有昼夜节律，这种节律是由自然光所决定的。如果夜间光线过强会欺骗孩子的大脑，这样孩子会变得兴奋，怎么哄也睡不着。因此，夜间要避免让孩子接触平板电脑、手机等电子产品。

此外，温度过高也不利于孩子入睡，一般来说比较理想的入睡温度是 18 ～ 24℃。临近入睡时间，视觉、听觉、触觉及味觉的不良刺激都会影响孩子的正常入睡，如睡前"屏幕时间"、和朋友网络聊天及过度兴奋等都会影响正常入睡。因此父母要尽可能给孩子提供一个安静祥和的睡眠环境。

2. 孩子要睡够多长时间

睡眠可以说是婴儿长高的重要途径，因此父母一定要保障孩子充足的睡眠时间。

刚出生的宝宝大部分时间都在睡觉，一天累计的睡眠时间可以达到18 ～ 22 小时。随着年龄的增长，孩子的睡眠时间会逐渐缩短。2 ～ 5 月大的宝宝睡眠时间为 15 ～ 18 小时，6 ～ 12 月大的宝宝为 14 ～ 16 小时。

幼儿每天夜里要保证 12 小时左右的睡眠，白天还需要有两三个小时的睡眠时间。学龄前儿童每天要保证睡够 12 个小时，学龄期儿童每天要保证10 小时的睡眠时间。13 岁以上的青少年通常需要每天睡够 8 小时，且要遵循早睡早起的原则。

3. 是不是只要睡够时间就行

家长们经常会有这样的疑问：孩子晚上 12 点睡觉，早晨 8 点起床可不可以呢？当然不行。因为生长激素并非只要在睡眠状态就会分泌，它是有固定的时间的。一般情况下，生长激素的分泌高峰基本在晚上 10 点以后，而且会持续较长时间，因此最好要让孩子在晚上 10 点之前入睡。

"孩子的身高是睡出来的"，现在是不是更理解这句话的含义了呢？

第四节　生长激素是激素吗

激素的副作用比较大，是民间广为流传的一种认识。20 世纪，激素在治疗疾病的过程中表现出惊人的疗效，但是用的时间久了以后发现副作用像"狐狸的尾巴"一样慢慢显露出来了。现在，大家对激素是谈之色变，对激素治疗有一种"天生"的畏惧心理。

生长激素虽然也叫"激素"，但它是由人体自身分泌的一种蛋白质激素，是促进人体生长的一类蛋白质，主要作用就是促进生长发育，让孩子长高。而我们平时常说的"激素"，大多是指肾上腺皮质分泌的糖皮质激素，两者虽然同为激素，但并不是一回事儿。

生长激素可以促进骨、肌肉及其他组织细胞的分裂和再生，是人类生长发育过程中最重要的激素之一。生长激素作用于整个人体，对蛋白质代谢、脂肪代谢、糖代谢具有调节作用，可促进氨基酸进入细胞，还可调节免疫功能。这么重要的激素，孩子的身体里如果缺乏当然是件不好的事情。在儿童发育的过程中，如果生长激素分泌不足，会导致生长障碍，最普遍的表现就是身材会比较矮小。

但是家长也要注意，孩子身材矮小不能简单地和生长激素缺乏画上等号。导致身材矮小的病因有很多，常见的还有甲状腺功能减退、心脏病、血液病、慢性肾病、骨骼发育不良、唐氏综合征（先天愚型）、特纳综合征（先天性卵巢发育不全）、脑瘤等。因此，我们要注意让孩子长高绝非是只靠注射生长激素就能一蹴而就的，应辨证而治。

此外，如果给生长激素分泌正常的孩子注射了生长激素，反而会让孩子的身体误认为生长激素已经过剩，从而减少自己分泌的激素量，同时还会引起严重的不良反应和副作用。孩子成年后如果生长激素分泌过多，可能会导致肢端肥大——手脚粗大、颧骨变高、下巴往前突出等。过量的生长激素还可能导致代谢异常，如血糖升高、血脂异常等。

所以，不是所有身材矮小的孩子都适合打生长激素。

如果父母发现自己的孩子身高低于同龄孩子的话，一定要到正规医院就诊，明确病因后再进行相应的治疗。

第五节　为什么要坚持定期给孩子测身高

经常给孩子测量身高，了解孩子的生长发育是否正常是非常有必要的。如果发现孩子身高增长过慢，应及时到医院就诊，同时以往测量的数据还可提供给医生进行参考，方便医生进行诊断。

1. 孩子一年长多少才算正常

孩子身高的增长是一个连续的过程，但并非匀速的，在不同的年龄阶段增长速度也有所不同。一个人出生后有 3 个生长期，分别是婴儿期、儿童期和青春期。每个生长期均有不同的特点。出生时的身长更多地取决于母亲的营养状态，以及宫内和胎盘因素等，足月儿出生时的平均身长约 50 厘米。出生后 2 年内，身长增长速度非常快，随后逐渐减慢。这一时期身长的增长更多与营养因素有关，受遗传因素的影响较小。出生后第 1 年内身长可增加约 25 厘米，增长速度非常快；1 ~ 2 岁的幼儿身长可增加约 10 厘米。

2 岁后到青春期的这段时间，儿童的身高以相对恒定的速度增长，每年能长高 7 厘米左右。

青春期则是身高增长的冲刺期了。由于性激素和生长激素的协同作用，青春期孩子的身高一般会出现 14 厘米 / 年左右的突增，持续 2 ~ 3 年。男孩的青春期生长突增通常从 14 岁左右开始，女孩的青春期生长突增通常从 12 岁左右开始。男孩变声、女孩月经初潮等是青春期发育的标志，这个时期往往骨骺已经接近闭合了。这个时期要关注孩子身高的增长情况，督促孩子保证良好的睡眠并经常进行运动，如果发现生长缓慢，应立即进行干预。

2. 骨龄并不神秘

如果怀疑孩子身高偏低，医生通常会建议家长给孩子拍一个骨龄片。骨龄，全称为骨骼年龄，通常通过左侧手和腕部的 X 线片来确定。一般来说年龄和骨龄是基本一致的，年龄长一岁，骨龄也长一岁。然而在很多情况下，骨龄和年龄是不一致的，有时骨龄落后于年龄，有时骨龄提前于年龄。只有在了解孩子的生长发育情况的前提下，才能及时发现异常，并及时采取措施。所以家长要及时给孩子测量身高，这样才能够做到早发现、早治疗，不错过最佳治疗期。

3. 为什么孩子的身高经常测不准

有些家长知道定期给孩子测身高的重要性后马上开始实践，甚至一天测量两次，但结果却让人有些疑惑，孩子早上起床时的身高竟要比晚上入睡前高出近 1 厘米。这是怎么回事呢？

首先，我们要注意测量身高的频率。一般情况下，可以每 1～3 个月测量一次孩子的身高，每次测量的时间也应该是相对固定的，比如可以选择在与孩子生日的日期相同的那一天进行测量。

第二，要注意测量身高的时间。孩子的活动量非常大，经过白天一天的活动和体重压迫，会使得脊柱曲度增加、椎间盘变薄、足弓变浅，因此孩子的身高会表现为早上高、晚上矮。所以，像前面提到的孩子早上起床时的身高要比晚上入睡前高出近 1 厘米的情况是正常的。

此外，读数、工具、站姿等因素也会影响身高测量的准确性。不同身高的家长给孩子测身高时会因为仰头或低头看而在读数时因角度不同而出现偏差。使用不同的测量尺可能会有不同的结果，比如测量尺本身刻度不准会影响测量准确度，不同的测量尺因材质、伸缩性的不同也会造成测量偏差。孩子站姿不标准，如膝盖弯曲、背不直、仰头或低头等也会影响身高测量结果。

总之，家长给孩子测量身高时最好能够遵循"三同"的原则，即同一个人，在同一个测量时间，用同一把测量尺进行测量。另外需要提醒家长们的是，3岁以下的小儿因为立位测量身高不易准确，因此应采取仰卧位的测量方式测量身长，3岁以上一般就可以采用立位测量的方法了。

第六节　孩子早长好还是晚长好

前面我们提到过，孩子通常会有 3 个生长期，刚出生时身高一般是 50 厘米左右，但一年时间以后就可以长到 75 厘米左右，一般到 2 岁时身高可达到 85 厘米左右。青春期也是孩子身高增长的高峰期。

为什么有的孩子的家长并不是特别高，但是孩子在小学时身高在班里已经出类拔萃了？这是孩子早长了的缘故。孩子提前进入了青春期，也就是提前进入了生长高峰期，这个时候孩子身高的增长速度会加快。

但是，早长的孩子一定会一直高下去吗？当然不是。

打个比方说，长高就像是建大楼，生长激素就像是工人，生长激素缺乏就像是工人罢工，这样楼就盖不起来了，孩子就长不高了。性激素是一种可以促进骨骺闭合的激素，性早熟的孩子骨龄偏大，和同年龄的孩子相比可能个子是高的，但和同骨龄的孩子相比的话个子是矮的。植物长到一定程度才会开花结果，孩子也是这样，到了一定的年龄才会发育，如果提早发育就属于性早熟。性早熟的孩子，一开始会发育得很快，长得很高，但因为性激素会促进骨骺闭合导致生长期变短，最终成为"高小孩、矮大人"。这样的情况就像是一辆车没有加满油就抢先冲出了起跑线，虽然开始时可能会领先，但不久后就会因为动力不足而中途停滞，最终被别的车赶超。

所以，每个孩子都有自己的生长发育轨迹，我们尽量不要人为地过多地干预，揠苗助长。父母需要做的就是及时地给孩子测量身高，及早发现问题并及时到医院就诊。

第七节　千万别指望"二十三，猛一蹿"

有句俗语叫作"二十三，猛一蹿"，那么这一句话到底有没有科学道理呢？在这里提醒各位家长，一般情况下，在 20 岁左右人的骨骺就闭合了，也就不会再长高了，到 23 岁的时候，绝大多数人的骨骺都闭合了，就不会再长了。所以千万不要以为孩子会晚长。

但是，身边总会听说一些反例，比如有极少数人，注意是极少数人，在 23 岁的时候还长高了不少。这是为什么呢？二十三，到底会不会猛一蹿？其实这还是骨龄说了算。青少年时期，长骨的骨干与骺之间有一层骺软骨，通过不断的增生、骨化可使骨的长度增加。随着年龄的增长，骨组织会逐渐代替软骨组织。这段骺软骨变化的时间也是一个人长高的主要时间。

所以，在这里要特别提醒家长，注意孩子"晚长"的问题。如果想看看孩子还有没有长高的空间了，可以到医院做一个手部 X 线片，X 线能够很好地显示骨头的发育状态，看一看骺线有没有闭合，就能判断出还能否"蹿一蹿"了。

第八节　影响孩子长高的后天因素大搜罗

前面我们已经讲过，身高这件事基本上是"七分天注定，三分靠打拼"。不过，虽然遗传因素在影响身高的因素中占据了很大一部分，后天的影响仍然不容小觑，因为后天因素是我们可以带着孩子一起通过自身的"打拼"使它们发挥最大作用的部分。所以，了解后天因素影响孩子长高的原因十分必要。

（1）营养

想让孩子长得高，营养要放在第一位，孩子每天的饮食要多样化供应。还要强调的是，可乐型饮料中磷含量过高，过量饮用容易导致体内钙、磷比例失调，造成发育迟缓。吃糖过多会影响体内脂肪的消耗，造成脂肪堆积，还会影响钙质代谢。这类食物要让孩子尽量少吃。

此外，油炸食品、腌制食品、罐头类制品由于在制作过程中营养损失较大，又使用了各种食品添加剂，比如香精、防腐剂、色素等，提供了过多的热量，但蛋白质、维生素等营养成分却很少，长期食用这类食品可导致儿童营养不良，因此要让孩子少吃。孩子体重不可过大，否则骨骼负担过重，自然会影响长高。

（2）睡眠

前面我们已经详细介绍了睡眠和人体生长激素的分泌密切相关，生长激素在夜间睡眠时分泌达高峰。为了尽快进入深度睡眠状态，最好让孩子在晚上 10 点之前入睡。

（3）运动

家长应注意让孩子保持每天户外活动 1 小时。婴幼儿可做主动或被动的肢体锻炼；学龄儿童可多做向上跳的运动，如跳皮筋、踢毽子和各种球类运动；青春期的孩子可适当做跳高等弹跳运动及全身性运动，如篮球、排球等。而举重、投铅球、投铁饼等负重训练，18 岁前最好要少练。

（4）疾病的预防

经常生病的孩子通常不会高高壮壮的。原因很简单，身体的营养都供给免疫系统去抵抗疾病了，哪还有多余的营养去帮助孩子长高呢？另外，还有很多疾病，比如生长激素缺乏导致的侏儒症、甲状腺功能低下导致的呆小症、心脏病、血液病、慢性肾病等，本身就容易影响孩子的身高。因此疾病是影响孩子身高的重要的后天因素之一。

总之，我们要定期监测孩子的身高，当孩子的身高与同龄孩子的差距逐渐拉大时，就要多加留意了，应及早带孩子到专科咨询检查。

第六章
按按穴位百病消

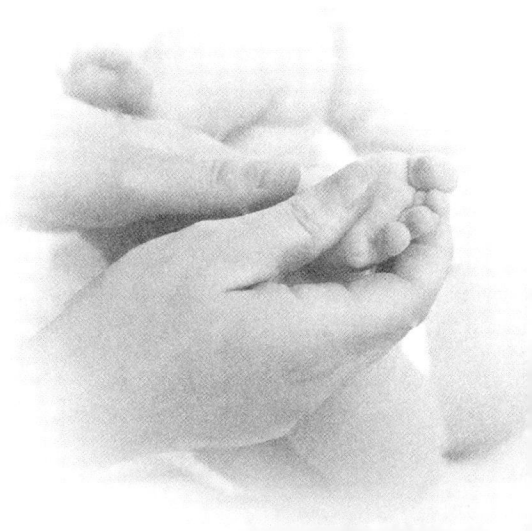

第一节　孩子身上的几个"退烧穴"

宝宝发烧时，很多父母都会担心宝宝"烧"坏脑、"烧"坏肺。发烧在很多情况下是人体正气与外来邪气相搏斗，人体免疫力较强的体现。如果宝宝精神状态良好，体温在38.5℃以下，一般情况下父母不用太过担心，但如果孩子高热（体温在39℃以上）的话，体内环境就会失衡，脏腑功能会出现紊乱，再加上孩子本身神经系统发育尚不完善，很容易出现惊厥，这时家长一定要马上带孩子到医院进行治疗。

宝宝发烧时父母可以给宝宝进行辅助物理降温和穴位按摩。有关物理降温的内容已在前面的章节中为大家进行了详细的介绍，下面着重为大家介绍一些具有良好退烧功效的穴位。

1. 扁桃体炎引起的发烧取合谷

合谷穴在手背，找到第1掌骨与第2掌骨间的凹陷，也就是我们平时所说的"虎口"的位置，第2掌骨桡侧的中点处就是了。也可以将一手拇指的指间关节横纹放在另一手拇、食指之间的指蹼缘上，拇指尖下便是合谷穴。这个穴位对于扁桃体发炎、红肿、化脓引起的发烧有较好的疗效。按合谷穴的操作方法也很简单，用拇指点按宝宝左手合谷穴50次，再换右手点按50次就可以了。

有一位4岁的小患者，每次发烧都会到中医儿科门诊看病，医生一看嗓子，扁桃体准是红肿化脓的。这种扁桃体炎引起的发烧让他的妈妈很是头痛。有一次孩子发烧后医生点按了孩子的合谷穴，过十几分钟再量体温时就从 38.6℃降到 37.8℃了。

孩子扁桃体发炎引起高烧时还可以点刺少商穴放血，不仅可以退烧，还可以缓解嗓子疼痛。由于点刺放血的操作对于消毒卫生和专业技术的要求比较高，不适合宝爸宝妈在家里操作，因此需要到医院由专业的医生来进行。

2. 退烧可选大椎穴

大椎在人体颈后正中，位于第 7 颈椎棘突下凹陷处，也就是一个比较大的骨头（第 7 颈椎棘突）凸起部位下缘的凹陷处，是督脉与身体十二正经中所有阳经的交会点，总督一身之阳，是解表退热的常用穴。

在家中，家长可以给孩子按揉大椎穴，30 ～ 50 次即可。

3. 小儿推拿常用退烧穴——天河水

我们在前面已详细介绍了天河水的推拿方法，孩子发烧时也可以通过清天河水的方法清热解表、泻火除烦。

第二节　让孩子告别咳嗽的止咳法

孩子很容易出现咳嗽，而且一咳起来往往时间都会比较长，特别是季节交替的时候，冷热不定，更是如此。那么，有什么方法可以帮助孩子缓解咳嗽呢？

1. 按合谷

在上一节中我们介绍了合谷穴的位置，除了退烧外，按合谷穴对久咳不愈的孩子也有一定的治疗作用。操作时，家长用拇指按孩子的合谷穴上，并朝孩子这一只手的小指方向均匀地用力，每次按摩 5 分钟。

2. 揉天突、捏挤天突

前面我们介绍过揉天突的方法，天突穴很好找，在颈部的前正中线上，胸骨上窝中央。每天早晚各按摩 1 次，每次 3 分钟，可起到宣通肺气、消痰止咳的作用。天突穴治疗咳嗽效果非常好，对哮喘、支气管炎、突然声音嘶哑或失音等都有很好的治疗效果。

天突穴的按摩方法有两种，除了揉天突外，还可以捏挤天突，即用拇指和食指夹住天突穴处的皮肤挤捏，操作 15 次左右。稍小一点的孩子适合揉天突。稍大一点、耐受力强一点的孩子可以试一试捏挤天突，会稍有点痛，不过效果很好。我自己有一次咳嗽了，嗓子又痛又痒，咳嗽不止，就给自己捏挤天突，后来缓解了很多。需要特别注意的是，由于天突穴下面就是气管，家长给孩子按摩时一定不要用太大的力气，以免碰伤气管。

3. 按摩太渊

太渊穴在腕掌侧横纹桡侧，桡动脉搏动处。太，指大；渊，指深。此穴为肺经原穴，八会穴之脉会，脉气大会于此，博大而深，故名。本穴具有补肺益气、止咳化痰、通经复脉的功效。

此穴为肺经之输穴，五行属性属土，土能生金，所以是手太阴肺经的母穴，"虚则补其母"，加上又是肺经之原穴，为肺经之原气流注之处，故此穴擅长补肺虚，既可补肺气之亏损，又可滋肺阴之亏耗，可治疗久病体弱、肺虚诸证。

操作时家长用食指或拇指端在太渊穴上点按50次，接着用拇指的指腹在穴位上按揉5分钟。太渊穴紧挨着人体的桡动脉，切记不可过于用力按压，以免引起不适。

4. 按厥阴俞

厥阴俞穴在人体背部，位于第4胸椎棘突下，后正中线左右旁开二指处，左右各一。按此穴时可边让孩子吐气边进行操作。

5. 揉膻中

膻中穴在两乳头之间，胸骨中线上，平第4肋间隙。操作时可让孩子仰卧，家长用中指端揉膻中穴，每天2次，每次3分钟，能理气止痛、生津增液，主治胸闷、气短、咳喘等。

6. 揉、擦肺俞

肺俞穴位于人体背部，第3胸椎棘突下，后正中线左右旁开二指处。揉肺俞可益气补肺、止咳化痰，可降低气道阻力，有助于止咳、促进痰液排出。

揉肺俞时，可以让孩子趴在床上，家长将两手拇指的指腹放在两侧肺俞穴上，逐渐用力下压，按而揉之，使穴位处产生酸麻胀感。再用食、中、无名指的指面贴于肺俞穴，擦肺俞穴至局部发热为度。每日 1 次，每次 3～5 分钟。这两种方法适用于风寒咳嗽。

　　除了这两种操作方法，家长还可以用两拇指螺纹面同时自肩胛骨内缘从上向下推动，这种方法称为推肺俞或分推肩胛骨。每日 1 次，每次 1～3 分钟，推动 50～100 次。这种方法适用于风热咳嗽。

第三节　让孩子的嗓子清清亮亮，化痰法来帮忙

痰液留存在气管之中，作为一种异物就会引起反射性咳嗽。那么要想止住这类咳嗽，我们就要从咳嗽的源头下手，把痰化掉，咳嗽就自然止住了。下面为大家介绍几个孩子身上的"化痰穴"，每天揉一揉，痰邪全赶走。

1. 揉丰隆

有时孩子说话的时候声音不清亮，嗓子里好像被什么东西糊住了，咳也咳不出。这时候可以给孩子揉丰隆穴。

取穴的时候，在孩子腿的外侧找到外膝眼和外踝尖这两个点，连成一条线，然后取这条线的中点，接下来找到腿上的胫骨，在胫骨前缘外侧，也就是距离胫骨前嵴 1.5 寸，大约是孩子自己的食指和中指两指的宽度的地方，和刚才那个中点平齐，在凹陷处压按，孩子会感觉到酸麻沉重或者痛感明显，这个按压的位置就是丰隆穴。家长可以用拇指或中指端揉孩子的丰隆穴，每天左右两侧各揉 3 分钟左右，促进痰湿运化。

2. 推掌小横纹

掌小横纹在孩子掌面小指根下，尺侧掌纹头，具有清热散结、宽胸宣肺、化痰止咳的功效。

推掌小横纹操作时，家长一手持小儿手掌，另一手中指或拇指端按揉小儿指根下尺侧掌纹头，100 ～ 500 次即可。

第四节 让孩子远离呼吸系统疾病，还可以试试这样做

孩子的身上其实有许多神奇的穴位，具有解表、清热、祛风、通窍等功效，对孩子呼吸系统疾病的防治可以起到很好的作用。

1. 按揉风池

风池穴位于颈后，在发际附近凹陷处，取穴时家长可以用双手拇指抵在孩子后颈斜方肌的外缘两旁，向头部上推后，发际上方停止处即是风池。按揉风池穴可以提高抵抗力，治疗感冒、鼻塞等。按揉风池穴时，家长可以用双手拇指抵在孩子的风池穴上，其他四指则轻轻地抱住头，双手拇指按揉风池穴，以局部微微发热为宜。在按揉穴位时，头部若能同时慢慢地做前俯后仰运动，更能提升效果。

2. 按揉二间

二间穴的位置很好找，让孩子微握拳，食指掌指关节桡侧前方的凹陷处就是这个穴位，具有解表、清热、利咽的功效，常用于治疗身热头痛、咽喉肿痛等。操作时家长可用拇指端按揉宝宝的二间穴 50 次。

3. 按揉大椎

大椎穴位于颈后正中，按摩此穴位对感冒、疟疾、咳嗽、气喘、盗汗等效果较好。操作时家长用拇指端或中指端按压或着力后揉动大椎穴 50

次，可起到预防、治疗感冒发热的作用。临床还有以三棱针点刺放血加拔火罐的疗法，效果显著，但因为对操作专业性的要求比较高，所以不建议家长在家自己使用这种方法，应由专业的医生进行辨证治疗。

4. 揉迎香

迎香穴在鼻翼外缘中点向外 5 ～ 8 毫米处，左右各一，按下去常会有酸胀感。迎香，顾名思义，就是按揉此处可让鼻塞的人闻到香气。孩子感冒、鼻塞时可以揉迎香，具有很好的宣肺气、通鼻窍的效果。操作时家长将食、中二指置于迎香穴，做旋转按揉，同时让孩子鼻吸口呼，吸气时向外、向上揉，呼气时向内、向下揉，可以治疗感冒等引起的鼻塞不通、流涕等。

5. 补肺经、清肺经

如果孩子经常感冒发烧、声音低怯，可以经常给孩子"补肺经"。孩子的无名指螺纹面，从指尖到指根所呈的一条直线就是肺经，从指尖向指根推 150 次左右就是补肺经的操作方法。补肺经能补益肺气，可用于治疗肺气虚损导致的咳喘气喘、虚汗怕冷等。每天坚持能收获很好的效果。

反过来，如果孩子发烧、咳嗽、咳黄痰、口咽干、大便干等，这是肺热的表现，这时候可以给孩子"清肺经"。从宝宝无名指的指根向指尖推就是清肺经。清肺经具有宣肺清热、疏风解表、化痰止咳的功效。

第五节　让孩子大口吃饭的"吃饭穴"，
这样操作更有效

我在参加一些聚会的时候，经常见到一些家长追着孩子喂饭。一次参加一个朋友的婚礼，同桌一家五口人，两位老人，一对父母，还有一个两岁的孩子。孩子坐在宝宝椅上，父母给夹什么都不吃，到最后孩子碗里的鱼、虾、肉堆成了小山，小家伙也没吃一点。

不爱吃饭的孩子，大多会出现身体瘦、体重低、个子小等问题，当然还会造成免疫力下降，容易生病。这很好理解，因为食物是人的营养来源，不好好吃饭（厌食），或者偏爱吃几种食物，其余的一口不沾（偏食，比如有些孩子吃喜欢吃肉蛋奶，不喜欢吃青菜等），时间久了，身体的营养需求无法得到满足或者营养摄入不均衡，当然就会身体瘦小爱生病。

所以，孩子不好好吃饭的问题，家长一定要重视起来，及早处理。有几个穴位具有健脾、消食、化滞的功效，孩子的脾胃动起来了，自然就会吃饭了。家长们可以在这些穴位上进行下面的操作，对孩子的厌食、偏食等具有非常好的作用。

1. 揉板门

板门穴，位于手掌大鱼际。这个穴位不是一个点，而是指大鱼际平面的区域，所以很好定位。揉板门有健脾和胃、消食化滞的作用，多用于防治食积、腹胀、食欲不振等。揉板门又称运板门，它的操作方法很简单，即家长用一只手固定孩子的手掌，另一只手的拇指端揉孩子的大鱼际平面

50次。

2. 顺运内八卦

内八卦位于手掌面，在以掌心为圆心，从圆心至中指根横纹的内 2/3 与外 1/3 交点处为半径所作的圆周上。顺运内八卦具有宽胸理气、止咳化痰、行滞消食的作用，常用于食积、咳嗽等病证。家长用一手的拇指在孩子的手心中顺时针运内八卦，反复操作 50 次即可。

3. 掐四缝

四缝穴位于食、中、无名、小指近端指间关节横纹的中央，具有治疗小儿疳积的作用。儿科医生可以用三棱针扎四缝穴，但因为这项操作的各项要求比较高，在家里我们可以改为用指甲掐来达到对穴位进行刺激的目的。操作时家长一只手固定孩子的手指，另一只手用拇指甲逐个掐揉四指，力度可以稍微重一点。掐四缝的手法能有效改善积食引起的不适，尤其是舌苔黄腻的孩子，一定要使用这个手法坚持操作。

4. 揉中脘

中脘穴位于上腹部，在胸骨下端和肚脐连接线的中点（即前正中线，脐中上 4 寸处）。中脘是胃之募穴，同时也是八会穴之腑会。揉中脘具有健脾和胃、消食和中的功效，可以治疗泄泻、呕吐、腹痛、胃痛、食欲不振等病证。操作时家长以食、中、无名指端揉动孩子的中脘穴 30 ～ 50 次即可。

5. 摩腹

摩腹，也就是用手按照一定的方向摩肚子，有积滞时一般采用顺时针的摩腹方式，使大便沿升结肠、横结肠、降结肠的方向运动，坚持操作会有很好的效果。稍大点的孩子也可以采用揉腹的方式，渗透力更强。

6. 按揉太白

太白作为脾经的原穴，承担着供养足太阴脾经的责任，而且我们通过观察按压太白穴后有无酸麻胀痛等不适感可以知晓脾之虚实，治疗脾之病患。太白穴位于足内侧缘，在第 1 跖趾关节近端凹陷处。按揉太白可治疗胃脘疼痛、食欲不佳、腹部胀满、呕吐泄泻等脾胃两经病变，取穴定位时可让孩子保持仰卧或正坐，平放足底，家长用拇指端着力于孩子的太白穴稍用力按揉 30 ～ 50 次即可。

第六节 让孩子身体棒棒的"强壮穴"，
试试这样做

　　家长最怕的就是孩子生病了，有的孩子经常生病，医生常会说是因为孩子免疫力差。中医学讲"正气存内，邪不可干""邪之所凑，其气必虚"，我们在日常生活中要注意保存、补益正气，这样邪气就没有机会侵入人体了，或者即使外邪侵袭人体，体内的正气也会奋起抵抗，将外邪挡在外面，这样疾病就不会发生了。因此，正气对人体非常重要，它决定着疾病的发生、发展和预后。这里所讲的正气就类似于我们常说的"免疫力"。

　　其实孩子的身体上，有很多提升免疫力的"机关"，经常进行推拿可以避免很多疾病的发生。

1. 轻叩背俞

　　背俞穴分布在背部脊柱的两侧，脊柱旁开 1.5 寸（肩胛骨内缘至脊柱正中为 3 寸）。人体五脏六腑之气均输注于背腰部的背俞穴。叩击背俞穴可以调理脏腑气机，气机调顺可以减少疾病的发生。

　　操作时，家长用食、中、无名指的指尖轻轻叩击孩子的背俞穴，从上到下，反复 3 ～ 5 遍，两侧均如此操作。操作完后，脊柱两侧的皮肤略显潮红，再用手掌轻摩刚刚叩击过的地方 2 ～ 3 次，以放松皮肤。

2. 按揉足三里

　　提起足三里想必大家都不会陌生，它是一个著名的"强壮穴"。足三里位于外膝眼（即犊鼻穴）下 3 寸，胫骨前嵴（小腿的正面能够摸到的最高部分）旁开 1 横指（宝宝中指的粗细）处。取穴的时候让宝宝屈曲膝关节，在膝盖下端能摸到两个凹陷，其中外侧的凹陷就是外膝眼，由此向下找到 4 横指宽度（注意要以宝宝的手指宽度为标准）的位置，再从胫骨前嵴旁开宝宝中指的宽度就是足三里穴了。

操作时，家长以拇指的指腹沿顺时针方向按揉孩子的足三里，每次 50 下，可以健脾和胃、补益气血、理气消食，常用于防治腹胀、便秘、吐泻等。也可以从足三里向下，顺着胫骨前嵴旁开 1 横指的线，依次经过上巨虚（外膝眼下 6 寸）、下巨虚（外膝眼下 9 寸），推至近足踝处，每次 30 下，具有调理胃肠、导滞止泻的功效。

3. 补脾经

通过前面的介绍我们应该能够都知道，脾胃病是小儿疾病的重要组成部分，而补脾经就是一种很好的预防手法。

脾经在拇指桡侧缘，指尖至指根呈一直线。操作时，家长循孩子拇指桡侧缘从指尖向指根方向直推，即为补脾经。补脾经有健脾胃、补气血的作用，一般可操作 300 ～ 500 次。

第七节　坚持捏脊，让孩子更高更结实

推拿科医生给孩子治病时经常会采用捏脊法。为什么小儿推拿师经常为孩子捏脊呢？捏脊法应当怎样操作呢？

1. 捏脊为何如此神奇

捏脊是在后背的督脉和膀胱经上操作的。督脉主一身之阳气，经常捏一捏，孩子阳气足，抵抗力就强，不但不容易生病，还有助于促进发育，帮助孩子长得更高、更结实。我们人体五脏六腑的背俞穴在后背的膀胱经上，膀胱经是抵御外邪侵入的重要关口，膀胱经上的穴位对应体内的各个脏腑。

捏脊法有健脾和胃、疏通经络、行气活血等功效，与其他手法配合还能治疗很多常见病。例如，孩子舌质发红、脾气急躁、总想喝冷水或吃冷饮、扁桃体发炎、咽喉肿痛、牙齿痛、发热、咳嗽的时候，都可以使用捏脊配合其他疗法共同应用来缓解不适的症状。

2. 坚持捏脊这样做

捏脊是非常简单有效的特色疗法，很容易掌握，而且容易操作。

脊，指的是背部脊柱。自尾骨端始，至颈部大椎穴成一直线。露出孩子的背部，让孩子伏卧床上，家长在孩子的后侧方，用手轻轻摩动孩子的整个背部，使其肌肉放松，然后进行下面的操作。

双手拇指的指腹与食、中指的指腹对捏，双手的中、无名、小指握成半拳状，食指半屈，拇指伸直，拇指的指腹对准食指的第二指关节桡侧，虎口向前，双手食指紧贴皮肤并向前推动，将皮肤推起，然后双手拇、食二指把皮肤捏起来，这是拇指在前位的捏脊法。还有一种拇指在后位的捏脊法，是用拇指的桡侧顶起皮肤，食、中指前按，拇、食、中三指的指端夹住皮肤并捏起，同时稍用力提拿，双手交替移动向前。从尾骨至大椎，反复捏 3 ～ 5 遍后，局部的皮肤会略显潮红，此时再用手掌在孩子背部轻轻地上下摩 2 ～ 3 次，帮助背部肌肉放松。

对初次接受捏脊的孩子，家长的动作一定要轻柔，捏住肌肉往上提时不要提得过重，以免孩子对捏脊产生畏惧而不愿配合。在给孩子捏脊时，还可能会出现孩子觉得痒或痛，从而不配合的情况，如果孩子觉得痒，很可能是家长操作的力度过轻，可以适当增加一些力度；如果孩子觉得痛，很可能是力度太重了，需要减轻一些。

第八节　身柱穴，小儿百病之灸点

在我们的后背上有一个穴位，叫作身柱。有人把身柱穴誉为"小儿百病之灸点""小儿百病之琵琶骨"等。"柱"，指在房子中直立的起支撑作用的构件。顾名思义，"身柱"就是支撑身体的柱子。身柱穴位于后背部两个肩胛骨的中间，在后正中线上，第3胸椎棘突下凹陷处。该穴上接头部，下与背腰相连，就像一个承上启下的支柱，故得名身柱。身柱穴是人体的"顶梁柱"，其在两肺之间，与肺的联络非常密切，且隶属督脉，为督脉之脉气所发，故身柱穴能调摄阳气，善于温通、温补，因此可改善体质、增强脏腑功能，并在治疗呼吸系统及消化系统疾病方面颇具良效。

艾灸身柱穴时，取适量艾绒卷成手指大小的艾条，可用温和灸或者雀啄灸法，以每次灸 5 ～ 10 分钟为宜，每月灸 10 次左右。如果宝爸宝妈们操作不熟练怕烫伤孩子的话，也可以采用按摩的方法，每天按揉 50 次，以身柱穴处皮肤微微发红、发热为度。

第九节 引火下行的涌泉穴，
让孩子不上火、少生病

孩子不免会有咽喉肿痛、口舌生疮等情况出现，甚至有一些情况比较严重的急症及神志病症，如昏厥、中暑、癫痫、小儿惊风等，也会在宝宝的身上见到。这些病症大多是由火邪所致，这就要提一提咱们足底的涌泉穴了。

1. 什么是涌泉穴

涌泉，属足少阴肾经。涌，外涌而出也；泉，泉水也。该穴名意指体内肾经的经水由此外涌而出体表，犹如源泉之水，来源于足下，涌出灌溉周身四肢各处。本穴为肾经的第一穴，它沟通肾经的体内体表经脉，肾经体内经脉中的高温、高压的水液由此外涌而出体表，故名。我国现存最早的医学著作《黄帝内经》说的"肾出于涌泉，涌泉者，足心也"，就是这个意思。

涌泉穴在足底部，蜷足时足前部的凹陷处，约当足底第2、3趾缝纹头端与足跟连线的前1/3与后2/3的交点上。涌泉穴为人体之阴穴，有散热、泻火、养阴的功效，素体燥热、阴虚、容易上火的人群经常按摩涌泉穴有助于改善体质。高热、中暑的人群按摩涌泉穴，可以起到缓解的作用。阴虚的火，就像龙无法潜游于浅水中，水浅则龙升，因此滋阴降火是治虚火的常用方法。

家长可以让孩子睡前用温水泡脚 10 分钟，擦干后家长用手掌擦孩子的涌泉穴，使局部产生热感，每次每侧 5 分钟，每日 1 次。

2. 吴茱萸敷脚心，孩子口疮快速消

王维在《九月九日忆山东兄弟》写道："遥知兄弟登高处，遍插茱萸少一人。"这里的"茱萸"说的就是吴茱萸。它还是一味中药，味辛、苦，性热，归肝、脾、胃、肾经，有散寒止痛、降逆止呕、助阳止泻的功效，可治口疮溃疡、齿痛、呕吐等病证。

此外，吴茱萸还有一个功效就是能够引火下行。《本草纲目》曰："茱萸，辛热能散能温，苦热能燥能坚，故所治之证，皆取其散寒温中、燥湿解郁之功而已……又咽喉口舌生疮者，以茱萸末醋调，贴两足心，移夜便愈。其性虽热，而能引热下行，盖亦从治之义，而谓茱萸之性上行不下行者，似不然也。有人治小儿痘疮口噤者，啮茱萸一二粒，抹之即开，亦取其辛散耳。"《婴童百问》中也有记载，吴茱萸（不拘多少）"为末，米醋调敷儿脚心内，退即去之，心有客热口生疮，以南星末醋调敷脚心，茱萸散亦治口疮，退即洗去之"。这一句的意思就是吴茱萸敷脚心可以引火下行，对于小儿口腔溃疡、鹅口疮、扁桃体炎等疾病具有很好的疗效。

上述种种病证，无论由虚火还是实火引起，都是气火上冲导致的，所以可以用吴茱萸治疗。很多人得了口疮治疗效果总不是很好，一般会认为是胃里有火，但实际上不仅胃火可以引起口疮，肾火、肝火等都可能上行，都会造成口疮。而吴茱萸恰恰可以入肝、脾、胃、肾经，把吴茱萸贴在涌泉穴上，可以把这些上行的火向下行引到涌泉穴，让体内的火热被涌泉穴的"泉水"浇灭，使口疮自愈。

使用方法也很简单，将吴茱萸研为粉末，晚上临睡前取其中一份用平常家里吃的醋混合一下，不要太稀，以能搓成丸为宜。一般 1 岁以下用

2.5 ～ 5 克，1 ～ 5 岁用 5 ～ 10 克，6 ～ 15 岁用 10 ～ 15 克，15 岁以上用 15 ～ 20 克。搓成两个丸后，用胶布分别贴在左右足底的涌泉穴上，早晨醒的时候揭掉就可以了，一般 3 ～ 5 天口疮就可以消退了。

第七章

流传千年的小儿食疗方

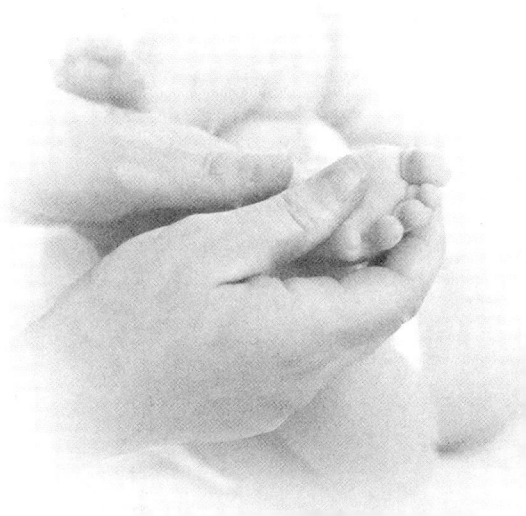

第一节　生姜葱白红糖饮，让孩子告别风寒感冒

在前面的内容中，我们简单介绍了生姜葱白红糖饮治疗风寒感冒的作用。生姜、葱白、红糖，都是我们日常饮食中会经常会用到的食材，不过大家可不要小看了这三种食物，它们做起药物来也是棒棒的，治疗我们生活中常见的风寒感冒有很好的疗效。

生姜辛温，辛散胃寒的力量非常强。过去，每当家里有人着凉感冒时，常常会用生姜片熬水，喝上一碗，盖上被子睡一觉就好了。现代药理学研究表明，生姜能使血管扩张，血液循环加快，促使毛孔张开，所以吃过生姜后，人往往会有身体发热的感觉。生姜提取液对金黄色葡萄球菌、白色葡萄球菌、伤寒杆菌、绿脓杆菌等均有明显抑制作用，其作用与浓度呈正向依赖关系，尤其是对金黄色葡萄球菌和白色葡萄球菌的抑制作用。生姜还可用于解表，有发散风寒的功效，多用治感冒初起，可以配合葱白使用，以增强发汗的力量。

葱白有发汗解表的效果，对于缓解风寒感冒症状有很好的帮助。葱白本身属于的温性食物，味道辛辣，能够散寒通阳，这样就能把郁结在身体中的阳气顺利地宣通出来，从而有效维持身体的阴阳平衡。同时，现代研究表明葱白中含有大蒜辣素等成分，可以抗病毒、抗真菌，对痢疾杆菌、葡萄球菌等有抑制作用。

那么为什么还要加入红糖呢？古人经过大量的观察，发现容易感受风寒邪气的人大多正气不足，没有足够的力量把邪气赶出去。而红糖是甘蔗经榨汁、浓缩形成的赤色结晶体，能够补中缓肝、活血散瘀，附带还能给

药汁调味，真是一举两得。三者共用，温中祛寒之力强，可有效治疗风寒感冒。

到此，不得不佩服古人的智慧，只用日常生活中非常常见的食物生姜、葱白、红糖就可以治疗风寒感冒。生姜葱白红糖饮的具体制作方法已经在前面为大家进行了介绍，参见本书第四章第二节的相关内容。

第二节　鸡内金打粉，解决吃饭难

鸡是杂食动物，它吃谷物、草籽，也吃虫子。喂鸡的时候，人们往地上撒一把小麦，它们就会簇拥过来，快速地啄取小麦。我小时候很好奇，鸡吃东西时为什么总是"囫囵吞枣"，不怎么嚼就往肚子里咽，后来才知道鸡是没有牙齿的，全靠胃来消化。

鸡有两个胃，一个是腺胃，一个是肌胃。

肌胃又称砂囊，也就是鸡肫。鸡没有牙齿，吃下的石头和沙子会存放在鸡肫里面，所以叫作砂囊。吃下去的食物到了砂囊，经过与砂囊里存着的砂粒的摩擦，就会被磨得很细了，可见鸡的砂囊的消化功能是很强大的。

那么砂囊和我们要讲的鸡内金有什么关系呢？

很多年轻人爱吃鸡肫，也叫鸡胗，却不知道鸡肫里边有宝贝。在处理鸡肉的时候，取出鸡肫后可以看到里面有一层黄色的内壁，需要立即剥下来，但千万不要扔掉，把它洗净、晒干后就是我们这节要说的鸡内金了，碾碎后留用即可。鸡内金能消化硬的食物，所以具有调治积食的功效，常被用来调治饮食积滞、小儿疳证等。

《医学衷中参西录》记载："盖脾中……是以居中焦以升降气化，若有瘀积，气化不能升降，是以易致胀满，用鸡内金为脏器疗法，若再与白术等分并用，为消化瘀积之要药，更为健补脾胃之妙品，脾胃健壮，益能运化药力以消积也。"鸡内金甘平消散，药力较强，具有健胃消食、涩精止遗、通淋化石的作用。入脾、胃经，善运脾健胃、消食化积，为消食运脾之要药；入小肠、膀胱经，能固精止遗、化坚消石，治遗尿、遗精及结石时可选。

现代药理学研究也显示，鸡内金系鸡的消化器官，用于研磨食物，含胃激素、角蛋白、淀粉酶、微量蛋白酶、多种氨基酸及多种维生素等。有研究认为，其所含的酶成分能兴奋胃壁神经肌肉，同时胃激素可促进胃液的分泌，促进食物消化吸收，增强胃蠕动，加速胃排空，与中医学所讲的健胃消食功能相应。

药用时一般会炮制成炒鸡内金，即取净鸡内金，照清炒或烫法炒至鼓起。炒鸡内金表面呈暗黄褐色至焦黄色，用放大镜观察，显颗粒状或微细泡状，轻折即断，断面有光泽。

孩子积食吃饭难，可以将炒鸡内金碾碎打成粉，每天让孩子吃上一两勺，可以起到健胃消食的作用。

朋友家的孩子小时候消化功能不好，特别瘦，于是买回去了一些鸡内金打成粉给孩子冲着喝。孩子喝了一段时间后胃口好了很多，但因为没有什么味道，不想继续吃了。我一想孩子应该会比较喜欢吃焦香酥脆的东西，于是建议朋友做成鸡内金饼给孩子吃。果然，孩子特别喜欢吃。具体的制作步骤参见本书第二章第一节的相关内容。

第三节　对付热咳，可用川贝蒸梨

宝宝感冒流黄涕、咽干、嗓子痛、咳嗽总不见好怎么办？这是医生在门诊上经常会被家长问到的问题。孩子咳嗽，我们首先要分辨咳嗽属寒还是属热。这里我们要讲的热咳是有自己的特点的，常常会出现咳嗽气粗、嗓子痛、流黄涕、舌红苔薄黄等。中医学讲"寒者热之，热者寒之"。针对热咳，我们要采用寒凉的药物来调理。

但是，熟悉药物性味的家长都知道，寒凉的药物大多味道比较苦，孩子不容易接受，每次喂药都要跟孩子"大战三百回合"才能把药送到孩子嘴里。对付热咳，不妨试一试这道吃起来不苦的川贝蒸梨。

川贝蒸梨是个非常著名的止咳食疗方，它的制作方法如下：

材料：雪梨或鸭梨 1 个，川贝母 6 克，冰糖 20 克。

做法：川贝母研粉备用；将 1 个雪梨或鸭梨洗净，削去上部，然从上面把梨核挖掉，放入研好的川贝粉及冰糖，再把削去的部分盖回，隔水蒸半小时即成，每天吃 1 个。或者把梨切成 5 毫米厚的片，放在碗中，再撒上川贝粉和冰糖，放入蒸锅中，大火蒸 30 分钟即可。

川贝蒸梨因为吃起来甜甜的，所以孩子特别爱吃。这么简单的几味药放在一起就能治疗疾病，这究竟是为什么呢？

川贝母，家长们可能都不会感到陌生，很多常见的止咳药中都用到了它。川贝母味苦、甘，性微寒，入肺、心二经，不仅有较好的止咳化痰功效，还能润肺燥、宣肺气、清肺热，是一味治疗咳嗽痰喘的良药。

梨在《本草纲目》中就有收载，"梨者，利也，其性下行流利也"，可治风热、润肺凉心、消痰降火、解毒。雪梨味甘，性微凉，入肺经等，有生津润燥、清热化痰之功，特别适合秋季食用，可以治疗咽干、咽痒、声音嘶哑、痰稠、便秘、尿赤等，是秋季必备的养生水果。

冰糖具有补中益气、养阴润肺、止咳化痰之功。因为冰糖有甜味，所以还可以用来中和一下川贝母的苦味。

通过上面的论述，我们知道这个药膳不仅好吃还能够治病，但是要把握好适应证，并非适用于所有咳嗽患者，比如由感受风寒引起的咳嗽就不能食用这道药膳，因为川贝蒸梨性偏凉，食用的话无异于"雪上加霜"。所以家长们一定要注意，这个方子只能用来治疗热咳。

第四节　寒咳别犯愁，试一试大蒜水

孩子热咳可以吃川贝蒸梨，那么如果是寒咳怎么办呢？寒咳主要表现为咳嗽声重、流清涕、痰白、嗓子不痛、口不干、畏寒怕冷、舌苔薄白等，与热咳比较容易相鉴别。孩子如果有这些症状，可以试一试大蒜水。下面为大家介绍一下大蒜水的制作方法：

材料：大蒜 30 克，冰糖 10 克。

做法：将大蒜、冰糖放入锅中，加入 200 毫升水，先用大火将水煮开，再转为小火慢炖几分钟，熬成一小碗的量即成。

服法：孩子咳嗽厉害时，每天早、中、晚各喝 1 次，一般喝两三天咳嗽就会明显缓解。

为什么大蒜水会具有如此好的功效呢？其实我们平时吃的大蒜也是一味中药。

大蒜性温，味辛，入脾、胃、肺经，现代药理学研究表明大蒜中含有的大蒜素具有扩张血管、促进血液循环、杀菌的功效，可起到祛寒、暖身、增强免疫力等作用。大蒜可以解毒止咳，加上冰糖性平味甘，有润肺止咳的作用，因此饮用大蒜和冰糖一起煮成的水能有效缓解、治疗风寒袭肺引起的咳嗽。

有位家长给自己出生八九个月的孩子喝大蒜水，结果孩子出现了呕吐。这是为什么呢？大蒜具有一定的刺激性，对于婴幼儿而言，因为身体器官还未发育完全，食用大蒜后对肠胃等的刺激较大。因此，这个食疗方治疗寒咳虽好，但是不建议给婴幼儿服用。

第五节　咳嗽、嗓子痛，用上二花鸡蛋茶

"二花鸡蛋茶"中的"二花"是金银花的简称。金银花是多年生半常绿缠绕灌木忍冬的干燥花蕾或带初开的花，因为植物在初开花时色银白，后来变为黄色，新旧相参，黄白相映，故而得美称"金银花"。

金银花自古被誉为清热解毒的良药。它味甘性寒气芳香，甘寒清热而不伤胃，芳香透达又可祛邪。金银花既能宣散风热，还善清解血毒，用于各种热证，如热毒疮痈、咽喉肿痛等，均效果显著，有人称它为天然的"抗生素"。

有的孩子嗓子痛后很容易接着出现发烧，金银花不仅能够治疗嗓子痛，还有一定的退热功效。治疗时加入一枚鸡蛋形成我们本节所讲的二花鸡蛋茶后功效会更加显著。

金银花可清热解毒、疏散风热。鸡蛋性平，可补肺养血、滋阴润燥。二者合用，有疏风散热、润肺止咳的功效，对于咳嗽、嗓子痛有很好的疗效。二花鸡蛋茶的具体做法如下：

材料：金银花5克，鸡蛋1枚。

做法：将金银花放入锅中，加水200毫升，煮沸5分钟后取汁去渣；将鸡蛋打入碗内，用刚煮沸的金银花汁冲鸡蛋，搅匀即成。

第六节　身体弱、湿气大，三豆汤来解决

孩子的脾胃功能还没有像大人一样发育成熟，是比较脆弱的，因此孩子经常会出现积食、拉肚子等消化系统问题。中医学讲脾能够运行水液，最恶湿邪，容易被湿邪所困。脾的功能很弱，不能及时地运行水液，水聚就容易生湿，湿邪再困脾胃，最终形成恶性循环。

特别是在夏季，自然界的湿气比较重，更容易加重这种情况，再加上夏季孩子长期待在空调房、贪凉，湿邪入侵，无疑是雪上加霜。针对这种情况，可以在夏天给脾胃弱的孩子喝三豆汤，除一除体内的湿气。

三豆汤的方子出自宋代医学著作《类编朱氏集验医方》。这首方剂全部由食物组成，是一个很安全、味道很好的食疗方，在我国已经流传了近千年。此方药性平和，味甘而淡，不伤胃气，有清热解毒、养肝润肺、除燥生津等作用。

材料：绿豆、赤小豆、黑豆各20克，冰糖适量。

做法：将豆子洗净，清水浸泡1个小时。将三豆放入锅中，加入适量清水，用大火烧滚后转小火慢煮1个小时，待豆子开花后放入适量冰糖，继续煮5分钟即成，放凉后连汤带豆一起食用。

绿豆、赤小豆和黑豆，这三豆各有所长。黑豆有补肾益精清热之功；绿豆有清热解毒消暑的作用；赤豆有清热利尿消肿的功效。绿豆是寒凉之物，黑豆的加入，对其寒凉之性有一定的抵消作用。如果孩子的肠胃不是特别好的话，可以用红糖来替换冰糖，因为红糖有一定的温补作用，适用于小儿脾胃虚且稍有寒象的情况。

第八章
不用吃药的外治小妙招

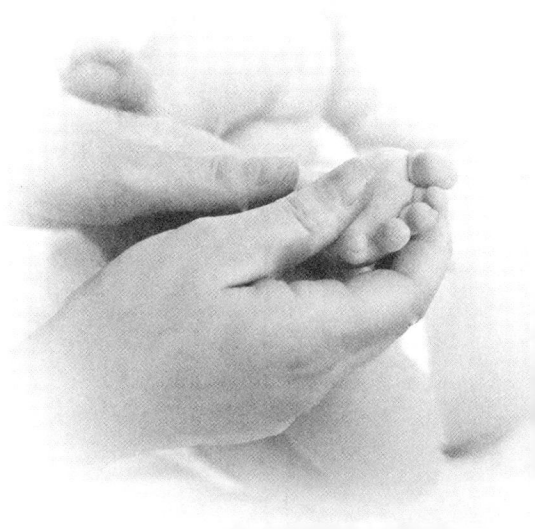

第一节　蛋黄油，孩子湿疹家中备

小儿湿疹很容易反复发作，可以长在身体的任何部位，但以四肢（手肘窝、腋窝等皮肤褶皱处）、面部、外阴肛门等地方最为多见，并且容易出现在身体的对称的部位。孩子感觉又痛又痒，反复抓挠、大哭，让家长非常心疼。

这个时候可以使用一个广为流传的方子——蛋黄油。蛋黄油是从鸡蛋的蛋黄中提取的油，又称鸡子鱼、凤凰油等，含有丰富的维生素 A、D，以及卵磷脂等，这些物质对皮肤的再生和代谢有重要作用，可以缓解孩子湿疹的症状。

蛋黄油具有清热润肤、消炎止痛、收敛生肌和保护疮面的作用，早在一千多年前的《集验方》中就有蛋黄油治疗烧伤的记载，《本草纲目》也收录了卵黄可以"炒取油，和粉，傅头疮"，又云治疗杖疮已破时，"鸡子黄熬油搽之，甚效"。蛋黄油外用对湿疹有很好的作用，内服也可治疗胃溃疡、慢性胃炎、小儿消化不良等疾病。

1. 蛋黄油的制作方法

准备鸡蛋 10 个，把鸡蛋煮熟之后取出蛋黄，将蛋黄置于铁锅之中，用铲子把它压碎。搅散搅匀后，放在火上翻炒。以中火干煎，连续翻炒使蛋黄均匀受热。大约 15 分钟后，蛋黄会有点焦，20 分钟左右开始起浓烟，这时只要翻搅几下即可，30 分钟左右时浓烟达到最大，蛋黄会变成黑色，看起来有些像沥青，此时用锅铲压，会流出蛋黄油。

将蛋黄油倒进瓷碗中，待冷却后用纱布过滤，把粗粒滤掉，留下蛋黄油，放在干燥阴凉处或冰箱里保存即可。

2. 蛋黄油的使用方法

湿疹患部先以生理盐水清洗，再涂用蛋黄油，一日 2 ～ 3 次。一般涂用 2 天皮疹即可减轻、渗液即可减少，继用 3 ～ 5 天红斑即可消退。

第二节　苍耳子油，小儿鼻炎很管用

孩子在鼻炎发作时，鼻黏膜被反复刺激，孩子频繁擦鼻涕，鼻子就会变得又红又肿又痛。慢性鼻炎的治疗非常困难，平时经常服药又担心会对孩子的身体造成伤害。其实在我们的中医药宝库中，有一种外治法可以用来治疗慢性鼻炎，它的主要组成药物就是中药苍耳子。苍耳子的入药历史悠久，首载于东汉时期的《神农本草经》，被列为中品。

中医学认为，苍耳子味辛、苦，性温，有毒，主归肺经，有散风寒、通鼻窍、祛风湿的功效。苍耳子辛散苦燥，性温通达，上通脑顶，下行足膝，外达肌肤，内走筋脉。既为治外感鼻塞头痛之佳品，又为治鼻渊头痛之要药。现代药理学研究也证实苍耳子具有抗菌、扩张血管等作用。

看到这里，大家一定会关注到苍耳子有毒，担心使用后会有副作用，对孩子的身体造成伤害。《中华人民共和国药典》（2020 年版）规定，苍耳子入煎剂的用量为 3 ～ 10 克。用来治疗小儿慢性鼻炎的苍耳子油是外用制剂，药物经过了炒制，且用量较小，因此在专业医生的指导下合理使用，一般不会出现因为用药物过量而引起副作用的情况。

1. 苍耳子油的制作方法

制作苍耳子油需要准备纯芝麻油 100 毫升，苍耳子 30 克。将芝麻油倒入锅中，放入苍耳子，开小火煎炸，注意搅拌以免煎糊，待苍耳子煎枯后捞出，待油放凉后装到瓶子里，存放在阴凉处。

2. 苍耳子油的使用方法

使用时先用生理盐水把孩子的鼻腔清洗干净，再用棉签蘸取苍耳子油涂在鼻腔里，一天 2 次。如果配合着给孩子揉迎香穴和印堂穴，效果更佳。